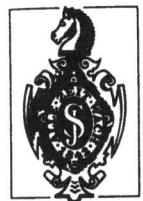

Ausblicke auf die Psychiatrie

Herausgegeben von Hanns Hippius

Mit Beiträgen von
B. Hess   H. Hippius   W. Langenbucher
N. Lobkowicz   J. E. Meyer   W. Müller-Seidel
P. Pichot   E. Pöppel   H. Schüler-Springorum
W. Spann   W. Wickler

Springer-Verlag
Berlin Heidelberg New York Tokyo 1984

Professor Dr. Hanns Hippius
Direktor der Psychiatrischen Klinik
und Poliklinik
der Ludwig-Maximilians-Universität München
Nußbaumstraße 7
8000 München 2

Mit 1 Abbildung

ISBN-13: 978-3-540-13425-1   e-ISBN-13: 978-3-642-93268-7
DOI: 10.1007/978-3-642-93268-7

Das Werk ist urheberrechtlich geschützt. Die dadurch begründeten Rechte, insbesondere die der Übersetzung, des Nachdrucks, der Entnahme von Abbildungen, der Funksendung, der Wiedergabe auf photomechanischem Wege und der Speicherung in Datenverarbeitungsanlagen bleiben, auch bei nur auszugsweiser Verwertung, vorbehalten.
Die Vergütungsansprüche des § 54, Abs. 2 UrhG werden durch die ‚Verwertungsgesellschaft Wort', München, wahrgenommen.
© by Springer-Verlag Berlin · Heidelberg 1984

Die Wiedergabe von Gebrauchsnamen, Handelsnamen, Warenbezeichnungen usw. in diesem Werk berechtigen auch ohne besondere Kennzeichnung nicht zu der Annahme, daß solche Namen im Sinne der Warenzeichen- und Markenschutz-Gesetzgebung als frei zu betrachten wären und daher von jedermann benutzt werden dürften.
Produkthaftung: Für Angaben über Dosierungsanweisungen und Applikationsformen kann vom Verlag keine Gewähr übernommen werden. Derartige Angaben müssen vom jeweiligen Anwender im Einzelfall anhand anderer Literaturstellen auf ihre Richtigkeit überprüft werden.

2125-3130/543210

Inhaltsverzeichnis

Vorwort
H. Hippius IX

Anmerkungen zur Psychiatrie – aus der Sicht des Dekans einer medizinischen Fakultät
W. Spann 1

Internationale Kommunikation und die Entwicklung der Psychiatrie
P. Pichot 3

Klinische Forschung und ihre Förderung
B. Hess 19

Wie links steht es um unsere Seele? Wissenschaftstheoretische und universitätspolitische Überlegungen
N. Lobkowicz 29

Hat die Psychiatrie eine schlechte Presse?
W. Langenbucher 41

Psychiatrie im erzählten Text. Zur Problematik von Diagnosen in Literatur und Literaturwissenschaft
W. Müller-Seidel 55

Ehe? Verhältnis? – oder was? Zur Beziehung
zwischen Juristerei und Forensischer Psychiatrie
H. SCHÜLER-SPRINGORUM 69

Aggression und Geschlechtsrolle aus der Perspektive der Verhaltensforschung
W. WICKLER 83

Module des Erlebens: Vom möglichen Nut-
zen einer psychologischen Taxonomie in der
Psychiatrie
E. PÖPPEL 97

Die moderne Therapie der Schizophrenie in
Klinik und Praxis
J. E. MEYER 115

Zur Geschichte des „Münchener Nervenärztlichen Kolloquiums"
H. HIPPIUS 133

Autorenverzeichnis

Hess, Benno, Prof. Dr. med., Vizepräsident der Max-Planck-Gesellschaft zur Förderung der Wissenschaften e.V., München, Direktor am Max-Planck-Institut für Ernährungsphysiologie, Rheinlanddamm 201, 4600 Dortmund 1

Hippius, Hanns, Prof. Dr. med., Direktor der Psychiatrischen Klinik und Poliklinik der Universität München, Nußbaumstraße 7, 8000 München 2

Langenbucher, Wolfgang, Prof. Dr. phil., Vorstand des Instituts für Kommunikationswissenschaft der Universität München, Karolinenplatz 3, 8000 München 2

Lobkowicz, Nikolaus, Prof. Dr. phil., Ordinarius für Politische Theorie und Philosophie, Ludwigstraße 10, 8000 München 22

Meyer, Joachim-Ernst, Prof. Dr. med., Direktor der Psychiatrischen Klinik und Poliklinik der Universität Göttingen, Von-Siebold-Straße 5, 3400 Göttingen

Müller-Seidel, Walter, Prof. Dr. phil., Leiter der Abteilung für Deutsche Philologie der Universität München, Schellingstraße 3, 8000 München 40

Pichot, Pierre, Prof. Dr. med., Dr. h.c., Präsident des Weltverbandes der Psychiatrie, Faculté de Médecine Cochin Port-Royal, Centre Hospitalier Sainte-Anne, 100, rue de la Santé, 75674 Paris Cedex 14 (EM)

Pöppel, Ernst, Prof. Dr. phil., Vorstand des Instituts für Medizinische Psychologie der Universität München, Schillerstraße 42, 8000 München 2

Schüler-Springorum, Horst, Prof. Dr. jur., Leiter der Abteilung für Kriminologie im Institut für die Gesamten Strafrechtswissenschaften der Universität München, Veterinärstraße 1, 8000 München 22

Spann, Wolfgang, Prof. Dr. med., Dekan der Medizinischen Fakultät der Ludwig-Maximilians-Universität München, Vorstand des Instituts für Rechtsmedizin, Frauenlobstraße 7a, 8000 München 2

Wickler, Wolfgang, Prof. Dr. rer. nat., Direktor am Max-Planck-Institut für Verhaltensphysiologie, 8131 Seewiesen, Post Starnberg

Vorwort

In der gesamten Heilkunde ist die Psychiatrie eines der klinischen Fächer, zu dessen Entwicklung besonders viele verschiedene Wissenschaftsdisziplinen beigetragen haben. Und auch die künftige Entwicklung der Psychiatrie wird sich immer im engen Kontakt, im regen Austausch und manchmal auch in der Auseinandersetzung mit anderen Wissenschaften vollziehen. Diese vielfältigen Berührungsflächen der Psychiatrie mit anderen Gebieten betreffen nicht nur die medizinischen Grundlagenfächer und die klinischen Schwesterfächer der Psychiatrie — sie reichen weit über die Medizin hinaus. Dadurch gerät die Psychiatrie in eine — oft durchaus spannungsreiche — Mittlerrolle zwischen der gesamten Medizin und vielen anderen Wissenschaften. Diese Aufgabe vermag die Psychiatrie nur dann zu erfüllen, wenn die Psychiater stets bereit sind, die Position ihres Faches im Disput mit anderen Wissenschaften zu reflektieren. Das hat in den letzten Jahren dazu geführt, daß es viele Kontroversen in und um die Psychiatrie gegeben hat — einige Bereiche der Psychiatrie gerieten schließlich in Gefahr, ihr Selbstverständnis als ein fest in der Medizin verwurzeltes Fach der Heilkunde zu verlieren. In solchen Situationen ist es gut, einmal Gedanken und Ansichten von Wissenschaftlern zu hören, die die Psychiatrie von außen betrachten.

Ein Anlaß zu einem solchen Gedankenaustausch bot ein Jubiläum des „Münchener Nervenärztlichen Kolloquiums". Dieses 1971 ins Leben gerufene Forum hatte sich zum Ziel gesetzt, den Gedankenaustausch zwischen Vertretern aus den verschiedenen Bereichen der Nervenheilkunde — also innerhalb der Nervenheilkunde — zum Zweck der Fortbildung und zur gegenseitigen Information über Fortschritte der Forschung zu ermöglichen. Da die Resonanz auf diese Nervenärztlichen Kolloquien seit 1971 durchweg positiv war, entstand der Plan, zum 100. Nervenärztlichen Kolloquium Wissenschaftler aus völlig verschiedenen Fächern als Gäste zu einem Symposion einzuladen, die aus der Sicht ihres eigenen Fachs über die Psychiatrie „von außen" berichten würden.

Den Rahmen für diese „Ausblicke auf die Psychiatrie" bilden Vorträge von zwei prominenten, mit München in besonderer Weise verbundenen Vertretern der Psychiatrie: Am Beginn steht ein Beitrag des Präsidenten des Weltverbandes der Psychiatrie und Ehrendoktors der Ludwig-Maximilians-Universität, Prof. Dr. P. Pichot, über „Internationale Kommunikation und die Entwicklung der Psychiatrie". Den Abschluß bildet ein psychiatrischer Fachvortrag über „Die moderne Therapie der Schizophrenie in Klinik und Praxis" von Prof. Dr. J. E. Meyer, der — vor der Übernahme des Lehrstuhls für Psychiatrie an der Universität Göttingen — von 1934 bis zum Jahre 1963 Oberarzt der Münchener Psychiatrischen Klinik war.

Das geplante Symposion fand am 16. Juni 1983 in der Psychiatrischen Klinik der Universität München statt. Es wurde durch eine Unterstützung der Organon GmbH — München — ermöglicht.

Dafür sei Herrn Dr. G. Weiland herzlich gedankt.

Besonders zu danken ist auch den Mitarbeitern der Psychiatrischen Klinik der Universität München — insbesondere Herrn Dr. H. E. Klein —, die durch ihr Engagement und ihre Arbeit bei der Vorbereitung und der Durchführung des Symposions tatkräftig geholfen haben.

Das vorliegende Buch soll die Teilnehmer an das Symposion erinnern und darüberhinaus dazu beitragen, auch andere zu „Ausblicken auf die Psychiatrie" anzuregen.

München, im Frühjahr 1984　　　　　　H. HIPPIUS

Anmerkungen zur Psychiatrie — aus der Sicht des Dekans einer medizinischen Fakultät

W. Spann

Als Dekan der Medizinischen Fakultät der Ludwig-Maximilians-Universität habe ich die Ehre und die große Freude, Sie zu dem Symposion anläßlich des 100. Nervenärztlichen Kolloquiums herzlich begrüßen zu dürfen. Gleichzeitig darf ich Ihnen die Grüße und Wünsche des Präsidenten unserer Universität, Prof. Steinmann, übermitteln. Schließlich habe ich die Ehre, Sie auch im Namen des Dekans unserer Schwesterfakultät an der Technischen Universität, mit der uns seit vielen Jahren kollegial-freundschaftliche Beziehungen verbinden, herzlich begrüßen zu dürfen.

Mein besonderer Gruß gilt dem Präsidenten des Weltverbandes für Psychiatrie, Herrn Prof. Pichot aus Paris, dem vor nicht allzu langer Zeit unsere Fakultät die Ehrendoktorwürde verliehen hat.

Herzlich begrüßen darf ich Herrn Prof. Meyer, Ordinarius für Psychiatrie in Göttingen, der seine Ausbildungs- und Oberarztzeit in diesem Haus verbracht hat, und ihm für sein Referat danken.

Ihnen, lieber Herr Kollege Hippius, gilt der besondere Dank der Fakultät für die Mühe, die Sie mit der Vorbereitung dieses 100. Kolloquiums auf sich genommen haben. Sie sind lange genug in München, um das Recht zu haben, nach einer der bayerischen Maximen zu handeln: „Nur keinen Grund zum Feiern auslassen".

Ausgehend von der Initiative der beiden Münchener Psychiatrischen und Neurologischen Kliniken sowie der

---
* Aus der Begrüßungsansprache zum Symposium

Neurochirurgischen Klinik und dem Neuropathologischen Institut unserer Fakultät wurde im Jahr 1971 dieses Kolloquium begründet und seitdem lückenlos fortgeführt.

100 wissenschaftliche Veranstaltungen in 12 Jahren sind ein Meilenstein, der einen kurzen Halt rechtfertigt, um sowohl zurück, aber auch nach vorne zu blicken.

Ihre Entscheidung, bei dem Blick in die Zukunft weit über die Grenzen des Faches der Psychiatrie hinauszugehen, gibt diesem Symposion einen besonderen Akzent. So finden sich auf der Rednerliste des heutigen Vormittags vorwiegend Gelehrte, die nicht dem Bereich der Medizin angehören. Ich erblicke darin einen Beweis für eine gute interdisziplinäre Kooperation der einzelnen Wissenschaften, die wohl früher selbstverständlich war, heute aber keineswegs mehr überall zu finden ist. Ohne Frage ist die klassische Psychiatrie während der „Kulturrevolution" seit dem Jahr 1966 — die wir ohne Unterstützung der Politiker im wesentlichen allein durchzustehen hatten — aus dem Bereich der Medizin am stärksten in die Schußlinie geraten. Die Gründe dafür sind sicher vielfältig. Einer davon mag sein, daß Ihr Fach den Geisteswissenschaften, aus dem es ja kommt, am nächsten steht. Ein anderer Grund liegt sicher darin, daß ein Teil der Vertreter Ihres Faches das Dichterwort „Einigkeit macht stark" außer acht gelassen hat. Bitte haben Sie Verständnis für diese kritischen Bemerkungen, die ich hier in München ohne Risiko aussprechen kann, weil sie im Bereich der Bayerischen Landesuniversitäten zu keinem Zeitpunkt ein nennenswertes Problem darstellten.

Es verbleibt mir, Ihnen, die sich hier und heute versammelt haben, einen erfolgreichen Verlauf dieser Tagung zu wünschen, deren wissenschaftliche Ergebnisse ohne Frage über den Rahmen des heutigen Kolloquiums hinaus Bedeutung erlangen werden.

Internationale Kommunikation und die Entwicklung der Psychiatrie

P. Pichot

In einer Zeit, in der die technischen Entwicklungen eine ständig zunehmende Fülle von Informationen erbringen, deren nahezu unmittelbare Verbreitung über die ganze Welt möglich und – in vielen Bereichen – auch verwirklicht ist, erscheint es paradox, über Dinge zu sprechen, die auf unserem Gebiet diese Verbreitung behindern und die dazu führen, daß Inhalt und Sinn dessen, was übermittelt wurde, verdreht und verändert wird. Dennoch bietet gerade die Geschichte der Psychiatrie – vielleicht mehr als jedes andere Fach der Medizin – Möglichkeiten zur Reflexion über Faktoren – seien sie rational oder nicht –, die den wissenschaftlichen Fortschritt verlangsamen, indem sie die Verbreitung von Fakten und Ideen stören.

Es ist bezeichnend, daß die mathematische Informationstheorie, wie sie 1948 von Shannon und Wiener erstellt wurde, eine ihrer ersten Anwendungen in der Analyse der Sprache gefunden hat, diesem wesentlichen Bestandteil der zwischenmenschlichen Kommunikation. Im Mythos vom Turmbau zu Babel stellt die Sprachverwirrung die Strafe dar, die Gott dem Menschen seiner Überheblichkeit wegen auferlegt hat. Trotzdem schien die Medizin über viele Jahrhunderte hinweg diesem Fluch zu entgehen.

Als im klassischen Griechenland das wissenschaftliche Denken entstand, wurde die griechische Sprache sein natürliches Ausdrucksmittel. Es ist die Sprache, in der Hippokrates seine Schüler lehrte und seine Schriften verfaßte. Es ist dieselbe Sprache, die seine Nachfolger in der Antike benutzten.

Auch als die römischen Eroberer das Zentrum der zivilisierten Welt verlegt hatten, blieb die griechische Sprache das bevorzugte Ausdrucksmittel der medizinischen Wissenschaft.

Bedingt durch den Niedergang des römischen Reiches und die vorübergehende Erschütterung des positiven und rationalen Gedankengutes wurde die Flamme des wissenschaftlichen Denkens, die von Griechenland ausgegangen war, von dem siegreichen Islam über die weiten eroberten Gebiete von Persien bis Spanien getragen. Dies ist die historische Wurzel für den üblicherweise gebrauchten Ausdruck „arabische Medizin".

Das 19. Jahrhundert zeigt uns aus anachronistischer Sicht die Zusammengehörigkeit von Sprache und Nation. Dazu ein Beispiel: Ludwig I. von Bayern erwählte Moritz von Sachsen – einen Marschall der französischen Armee – als „teutschen" Helden für die Walhalla in Regensburg; er zog diesen Prinz Eugen von Savoyen vor – der immerhin Palladin des deutschen Reiches war – weil dessen Muttersprache unglücklicherweise Französisch war.

Tatsächlich wurde die „arabische Medizin" während ihrer Blütezeit durch eine Sprache definiert, die einem homogenen kulturellen Milieu gemeinsam war, obgleich seine Repräsentanten ethnisch verschiedenen Volksgruppen entstammten, sie die Untertanen verschiedener Souveräne waren und – was zu jener Zeit noch bedeutsamer war – verschiedene religiöse Zugehörigkeiten hatten: christlich oder jüdisch ebenso wie moslemisch.

Hand in Hand mit dem Niedergang der muselmanischen Länder und dem Aufschwung des christlichen Okzidents zwischen dem 11. und 13. Jahrhundert wurde das Arabische durch das Latein ersetzt. Dieser Prozeß war nicht – wie man so oft glaubt – das Ergebnis der Kreuzzüge, sondern kam auf friedliche Art und Weise im westlichen Mittelmeergebiet zustande.

Die Schule von Salerno, sowie später dann diejenige von Montpellier, deren Lehren auf lateinischen Übersetzungen von arabisch abgefaßten Werken beruhten, markieren den Beginn der westlichen Medizin in lateinischer Sprache.

Fünf Jahrhunderte später konnte auch Molière im „Eingebildeten Kranken" den Gebrauch der lateinischen Sprache im Examen der medizinischen Fakultät lächerlich machen. Dabei wird die ausschließliche Benutzung des Lateinischen bei Medizinern als ironisches Stilmittel eingesetzt.

Während des 18. Jahrhunderts verschwand mit der Entstehung des Nationalismus auch sukzessive die Einheitlichkeit der Kommunikationsmittel, von denen die Medizin im Verlauf ihrer bisherigen Geschichte Gebrauch gemacht hatte. Zu dieser Zeit nämlich und bis zum Ersten Weltkrieg wurde das Französische eine internationale Sprache und zwar von besonderem Stellenwert: Von den gebildeten Kreisen der europäischen Gesellschaft übernommen, diente es als offizielle Sprache der Diplomatie, war jedoch zu keinem Zeitpunkt uneingeschränkt von Wissenschaftlern benutzt worden, insbesondere nicht von den Ärzten. Als die moderne Psychiatrie entstand – etwa um das Jahr 1800 – war die Verwirrung der Sprachen vollkommen. Obwohl John Brown, der Schüler von William Cullen, noch im Jahre 1780 das Lateinische in seiner *Elementa Medicinae* verwendete, erschienen die ersten größeren psychiatrischen Werke in Italienisch, Französisch, Deutsch oder Englisch: das *Regolamento dei regi spedali di Santa Maria di Monifazio* von Vicente Chiarugi im Jahre 1789, oder der *Traité médico-philosophique sur l'aliénation mentale ou la manie* von Philippe Pinel im Jahre 1801, sowie die *Rapsodien über die Anwendung der psychischen Curmethoden auf Geisteszerrüttungen* von Johan Christian Reil im Jahre 1803, die *Medical Inquiries and Observations upon the Diseases of the Mind* von Benjamin Rush im Jahre 1812 und die *Description of the Retreat near York* von Samuel, dem Enkel von William Tuke, im Jahre 1813.

Bezeichnenderweise hat Philippe Pinel, dessen Befreiung der Geisteskranken in Bicêtre und in der Salpétrière während der französischen Revolution symbolischen Wert erlangte, als erste Tätigkeit in Paris die Übersetzung des Werkes von Cullen ins Französische vollführt. Die Ära der Übersetzungen fällt zeitlich zusammen mit der Geburt der Psychiatrie.

1813 erschien in Montpellier eine französische Übersetzung von Sydenhams lateinischem Werk. Als Professor dieser alten medizinischen Fakultät verfaßte Prunelle ein Vorwort dazu. Der alten Generation zugehörig, konnte er es sich nicht verkneifen, die neuen Usancen zu beklagen. Er schreibt: „In der Zeit von Sydenham war das Latein die einzige Sprache der Medizin gewesen, und diese Sprache war von einem Ende Europas bis zum anderen von allen jenen verstanden worden, die sich mit dem Studium und der Kunst des Heilens befaßten. Damals hatten die englischen Wissenschaftler noch nicht das abträgliche Beispiel gegeben, nur in ihrer Muttersprache zu schreiben. Da aber nunmehr alle sich anschickten, sie zu imitieren, resultiert daraus, daß jeder, der sich bemüht, dem Fortschritt der Medizin bei den verschiedenen Völkern zu folgen, jetzt zunächst mehrere Jahre dazu benötigt, die verschiedenen Sprachen zu studieren, die er natürlich immer nur unvollständig erlernen wird, denen er aber zum Nachteil seiner wissenschaftlichen Tätigkeit einen großen Teil seines Lebens opfern muß." Aber selbst Prunelle, dessen gehässige Anschuldigungen gegen England ohne Zweifel zumindest teilweise in Zusammenhang mit dem unbarmherzigen Krieg standen, den dieses Land gegen Napoleon führte, war sich dessen bewußt, daß er ein Rückzugsgefecht führte. Nur mit Überwindung gestand er die Notwendigkeit der Übersetzung, deren Vorwort zu schreiben man ihm angetragen hatte, zu: „indulgere genio saeculi" – dennoch müsse man dem Genius des Jahrhunderts bis zu einem gewissen Grade Zugeständnisse machen und könne nicht einen Verleger zwingen, ein Werk zu veröffentlichen, das keine Käufer finden wird, schrieb er.

Von nun an wird also die Möglichkeit der Kenntnisnahme von Arbeiten, die in einer Sprache veröffentlicht wurden, die nicht die Muttersprache des Psychiaters ist, entweder von der

Existenz einer Übersetzung abhängig sein oder im günstigsten Falle von der Tatsache, daß der Psychiater mehrsprachig ist und mit mehr oder weniger großen Schwierigkeiten den Originaltext verstehen kann.

Die Existenz von Übersetzungen wird von verschiedenen Faktoren abhängig sein, die oft in keinem Verhältnis zu dem tatsächlichen Wert des Werkes stehen werden. Letztlich werden kommerzielle Gesichtspunkte vorherrschen, die wiederum geprägt sind von der subjektiven Beurteilung eines potentiellen Marktes durch den Verleger. Es genügt, daran zu erinnern, daß die „Allgemeine Psychopathologie" von Jaspers in englischer Übersetzung im Jahre 1963 erschienen ist, also genau ein halbes Jahrhundert nach der Originalpublikation. Es ist deshalb nicht verwunderlich – wie in einem Artikel der American Psychiatric Association erwähnt wird –, daß die amerikanischen Psychiater überrascht waren, daß Jaspers, den sie – wenn sie überhaupt je seinen Namen gehört hatten – als Philosophen betrachteten, eine psychiatrische Tätigkeit ausgeübt hatte. In gleicher Weise sei daran erinnert, daß die „Dementia praecox oder Gruppe der Schizophrenien" von Bleuler, die im Jahre 1911 erschien, erst im Jahre 1950 ins Englische übertragen worden ist, also mit einer Verzögerung von nahezu 40 Jahren, und daß bis jetzt auch im Französischen nur eine teilweise Übersetzung von 1964 zur Verfügung steht, die im übrigen aber nicht veröffentlicht wurde. Es verwundert nicht, daß unter diesen Umständen Zitate bedeutender Autoren oft nicht exakt sind und diese Unschärfen und Ungenauigkeiten schließlich durch spätere Übernahmen verewigt werden. Obwohl Bleuler in seiner Studie über die Schizophrenie zwei grundsätzlich verschiedene Dichotomien unterschied, sind in der „International Pilot Study of Schizophrenia" der WHO – eine Studie, die durch offiziellen Charakter und internationale Verbreitung besondere Bedeutung erreichte – diese unterschiedlichen Aspekte nicht mehr erkennbar; es werden nämlich Grundsymptome (Primärsymptome) und akzessorische Symptome (Sekundärsymptome) als gleichwertig nebeneinandergestellt. Bleuler jedoch stellt klar die primären Grundsymptome, die konstant im Verlauf der Erkrankung vorhanden sind, den akzessorischen, sekundären Symptomen gegenüber, wobei letztere im Zusammenhang mit der Reflexion der jeweiligen Persönlichkeit auf die Erkrankung gesehen wurden. Im übrigen sind die Übersetzungen selbst oft mit Irrtümern von bedeutender Tragweite gespickt. Freuds *Traumdeutung* z. B. hat im Französischen den Titel *Die Wissenschaft der Träume — La science des rêves* erhalten, vom ethymologischen Standpunkt eine grobe Sinnverdrehung; denn wie ein englischer Philosoph betonte, hatte Freud mit Absicht das Wort Deutung gewählt. Schließlich gibt es Arbeiten, die trotz ihrer großen Bedeutung zu spät erkannt worden sind und lange Zeit ignoriert wurden, weil sie in einer wenig zugänglichen Sprache erschienen waren. Das Konzept der „psychogenen Psychosen" skandinavischer Autoren, das gegenwärtig im Zentrum zahlreicher Diskussionen steht, war schon 1916 von Wimmer in einem Werk, das auf dänisch erschien, entwickelt worden und hat erst nach 1950 die internationale Aufmerksamkeit auf sich gezogen, als Faegermann zum ersten Mal eine Arbeit in englischer Sprache über dieses Gebiet veröffentlichte.

Nach dem Zweiten Weltkrieg hat sich die englische Sprache mehr und mehr zur Sprache der internationalen wissenschaftlichen Kommunikation entwickelt, z. T. wegen der politischen und wirtschaftlichen Bedeutung, die die Vereinigten Staaten erlangt haben. Die meisten Zeitschriften, die die Absicht haben, die Grenzen ihres Landes zu überschreiten, machen davon Gebrauch, und auch die anderen fügen den Artikeln, die in der nationalen Sprache verfaßt sind, eine Zusammenfassung und Schlüsselworte in Englisch hinzu, um von Bibliographien zitiert zu werden. Natürlich gibt es auch Gründe dagegen, von denen einige affektiver Natur sind, andere jedoch aus rationalen Überlegungen heraus gerechtfertigt scheinen. Wenn es im allgemeinen auch keine Schwierigkeiten bereitet, Begriffe ins Englische zu übersetzen, die dem Gebiet der biologischen Wissenschaften zugehören, existieren doch Worte aus dem Vokabular speziell der Verhaltenswissenschaften, deren Bedeutung im Englischen nicht dieselbe ist wie in anderen Sprachen: Es genügt, Worte wie control, pattern oder construct zu nennen. Auf dem Gebiet der psychiatrischen Symptomatologie sind die Schwierigkeiten noch größer und erstrecken sich auf weitverbreitete Bezeichnungen. Das klassische Beispiel sind die Begriffe Wahn — délire — delusion. Die englische Übersetzung dieser ursprünglich in einem unterschiedlichen linguistischen Kontext von den jeweiligen Autoren konzipierten Begriffe bringt bisweilen Mißverständnisse mit sich, immer aber einen Verlust an Information. Bis zum 18. Jahrhundert mußten die Ärzte ihre Werke nicht erst ins Lateinische übersetzen. Das medizinische Denken spielte sich nämlich in Latein ab; dies ist ein wesentlicher Unterschied. Der Gebrauch des Englischen unter den gegenwärtigen Bedingungen ist vielleicht das geringere Übel im Kampf gegen die Verwirrung der Sprache, da es in der Psychiatrie bis heute kein ideales Kommunikationsmittel gibt.

Der Untergang der lateinischsprachigen Universität war eine der Auswirkungen des aufkommenden Nationalgefühls, dessen Verfechter die französische Revolution war und das durch die Napoleonischen Kriege noch geschürt wurde. Sprachliche Schwierigkeiten und der Nationalismus gingen Hand in Hand bei der Errichtung von Barrieren, der Schaffung von Partikularismen, die die Medizin der Geisteskrankheiten jedes Landes von ihrer Entstehung an kennzeichnen sollten. Seit dem Ursprung der Medizin hatte es wohl rivalisierende Schulen gegeben — sie hatten jedoch bisher die Grenzen der Staaten überwunden. Wenn auch die Staëlsche Doktrin ursprünglich durch den deutschen Pietismus beeinflußt war, so hatte sie doch einen bedeutenden Stellenwert in Frankreich im Leben der Fakultät von Montpellier erlangt. Seither sind die Schulen meistens an sprachliche Regionen gebunden, und so kommt es, daß die Psychiatrie seit ihrer

Entstehung aufgeteilt ist in das, was man nationale Schulen nennt. Um deren Existenz zu erklären, erinnern die Zeitgenossen nur selten an sprachliche Verständigungsschwierigkeiten, sondern gewöhnlich an das, was die modernen Soziologen als „Stereotypen" bezeichnen; diese unterschiedlichen nationalen Schulen nämlich dienen als stereotype Entschuldigungsgründe für mangelhafte Kenntnisse übereinander, oder es werden auch die bestehenden Unterschiede mit Hilfe eines hypothetischen „Nationalcharakters" gerechtfertigt. Besonders exemplarisch für diese Haltung sind die Beziehungen zwischen der deutschen und der französischen Psychiatrie, die während des 19. Jahrhunderts eine dominierende Rolle in der Welt einnahmen und bei denen man willkürlich zwei Perioden einteilen kann, die durch den Krieg von 1870/71 voneinander abgegrenzt werden. In den ersten beiden Dritteln des 19. Jahrhunderts steht die klinische französische Schule im Vordergrund, die durch Pinel und Esquirol begründet und durch die Schüler des letzteren berühmt wurde. Zur selben Zeit blüht in der deutschen Psychiatrie die Schule der „Psychiker" auf, gegen welche die „Somatiker" polemisieren. Erst 1863 bahnt Ludwig Kahlbaum mit seiner Habilitationsschrift *Die Gruppierung der psychischen Krankheiten und die Eintheilung der Seelenstörungen* den später von Kraepelin weiterverfolgten Weg; zwei Jahre später, 1865, wird der psychiatrische Lehrstuhl an der Charité in Berlin, der vorher durch den „Psychiker" Ideler besetzt war, an Griesinger vergeben, dessen *Pathologie und Therapie der psychischen Krankheiten* bereits 1845 den Eintritt der Psychiatrie in die Naturwissenschaften angekündigt hatte.

Bis dahin waren die Beziehungen zwischen den Psychiatern der beiden Länder ohne Animositäten, jedoch kannten die Franzosen die deutschen Ideen weitgehend nicht. Erst 1844 erscheint unter dem Namen *École psychique allemande* die erste fundiertere, den Psychikern — besonders Heinroth, der gerade gestorben war, sowie Langemann und Ideler — gewidmete französische Abhandlung. Sie war Lasègue in

Zusammenarbeit mit Morel zu verdanken, und man kann vielleicht die Entstehung dieser Abhandlung durch individuelle Faktoren erklären: Der Franzose Lasègue hatte seine Laufbahn als Lehrer der Philosophie begonnen; Morel dagegen, ein gebürtiger Wiener, war in Luxemburg aufgewachsen, weil sein Vater Lieferant der Armeen Napoleons war; er sprach perfekt deutsch. Die Autoren rechtfertigen ihre gemeinsame Abhandlung mit der Feststellung, daß „die verschiedenen Systeme, die vor allem in letzter Zeit bei dem Studium der Geisteskrankheiten besondere Bedeutung erlangt haben, unglücklicherweise in Frankreich wenig bekannt sind". Sie erkennen die Rolle der Entstehung eines kulturellen Autarkismus: „Die französischen Irrenärzte sind überzeugt, daß es von den ausländischen Autoren wenig zu übernehmen gibt ... da sie allein in die Kräfte Vertrauen haben, die jede neue Entwicklung begleiten." Trotz des wohlwollenden Interesses, welches sie den deutschen Lehren entgegenbringen, sind sie selbst nicht frei von Nationalismus. Sie erinnern mit Genugtuung an den „Aufenthalt von Heinroth in Frankreich", und dieser Nationalstolz sucht seine Begründung in den von Heinroth selbst ausgesprochenen Klischeeurteilen: Dieser hatte in der Tat auf die „besonderen Verdienste dessen, was man den französischen Esprit nennt" hingewiesen und geschrieben: „Die Meinungen sind mehr oder weniger mit den irrigen Eigenheiten, die dem Nationalcharakter entsprechen, verwoben. Der Italiener liebt das Altertümliche, der Franzose die Neuheiten, der Engländer die positiven und dauerhaften Ideen, der Deutsche liebt alles; so sind die Italiener auf der Stelle geblieben, die Franzosen haben einen Schritt nach vorn gemacht, die Engländer halten ihre Position weiter inne, und die Deutschen suchen die ihrige." Wie können Lasègue und Morel unter diesen Bedingungen erklären, daß Heinroth und die „Psychiker" ihre psychiatrischen Ideen in eine von der französischen so unterschiedliche Richtung gelenkt haben, wenn sie doch die (französischen) Verdienste anerkennen? Es entsteht gerade zur rechten Zeit eine Meinung, die vor allem auf das Buch *De L'Allemagne* von Madame de Staël zurückzuführen ist und eine lange Dauer haben sollte. Dieses Buch definiert die Deutschen als ein Volk von Philosophen, wohingegen die Franzosen Positivisten seien. Lasègue und Morel erinnern daran, daß die Irrenärzte in Frankreich seit Pinel „für die Metaphysik so wenig Sympathie aufbringen wie etwa Locke und Condillac", obwohl „der deutsche Geist" (L'esprit allemand) für sie eine besondere Anziehungskraft ausübe; sie weisen darauf hin, ohne sich das verächtliche Element dieses Urteils zu eigen zu machen, daß man gerade in Frankreich wegen Heinroth „stark gegen die nebulöse und unverständliche Philosophie Deutschlands protestiert hat".

Trotz der Lasègueschen Informationsarbeit blieb die Schule der „Psychiker" der französischen Psychiatrie praktisch unbekannt. Ganz anders jedoch steht es um die deutsche Psychiatrie biologischer und klinischer Orientierung, wie sie ursprünglich von Griesinger und Kahlbaum vertreten worden war. Ebenso wie Heinroth hatte sich Griesinger in Frankreich aufgehalten. Seine Abhandlung zeugt von der profunden Kenntnis, die er von der französischen psychiatrischen Literatur hatte. Auch Kahlbaum stellt sich ausdrücklich als ein Nachfolger dessen dar, was er als klinische Pariser Tradition ansieht: Er zitiert in diesem Zusammenhang z. B. Bayle mit seiner Beschreibung der allgemeinen Paralyse und Jean Pierre Falret mit seiner „folie circulaire". Trotz dieser gegenseitigen Annäherung ändert sich die Situation nach 1870. Sicherlich wurden die französischen Arbeiten in dem Maße zitiert, wie die Sprache des Nachbarn bekannt war, und ebenso verhielt es sich umgekehrt. Da jedoch in dieser Zeit keine grundsätzliche Differenz zwischen den psychiatrischen Schulen mehr bestand, hätte man annehmen können, daß diese sich in irgendeiner Form zusammenschließen würden. Dabei blieben aber die durch den bewaffneten Konflikt entstandenen Ressentiments unberücksichtigt, ebenso wie „Revanche"-Gelüste Frankreich gegenüber und der Nationalstolz der Gründerjahre in Deutschland, auf dessen Boden der „Alldeutsche Verband" entstand. Das Klischee des philosophischen und träumerischen deutschen Gelehrten ist dem des Herrn „Professor" gewichen, der schwerfällig, arrogant und lächerlich ist, aber auch zum Fürchten. Um sich davon zu überzeugen, genügt es, die beiden Romane von Jules Verne zu lesen, die *Reise zum Mittelpunkt der Erde* und die *Fünfhundert Millionen der Begum,* von denen der eine vor, der andere nach 1870 geschrieben wurde. Dieses Widerstreben der französischen Psychiatrie, Konzepte deutschen Ursprungs anzunehmen, wird von da an beibehalten und dauert noch lange bis in die Zeit nach dem Ersten Weltkrieg an. Es ist eines der Elemente, die den Widerstand der Franzosen gegen die Ideen Kraepelins und im besonderen gegen seine Konzeption der Dementia praecox erklären; diese ablehnende Einstellung führte schließlich dazu, daß die französische Nosologie sich seitdem durch die Existenz der grundlegenden Kategorien der „bouffés délirantes" und der „délire chroniques" abzugrenzen versucht. Das Mißtrauen gegenüber Ideen, die von jenseits des Rheins kommen, drückt sich zunächst in bestimmten Höflichkeitsritualen aus. Kraepelin fand übrigens auch einige Bewunderer in Frankreich, wie z. B. Dupré, den späteren Inhaber des Lehrstuhls in Paris, der ihn viele Male besuchte; Dupré war es auch, der der 1907 entstandenen französischen Übersetzung von Kraepelins *Einführung in die klinische Psychiatrie,* die er übrigens durch zwei seiner Schüler anfertigen ließ, ein lobendes Vorwort hinzufügte. 1915 aber veröffentlichte V, Parant in den *Annales médico-psychologiques* einen mit *Die Wiederkehr der französischen Geistesmedizin* betitelten Artikel. „Die Deutschen", erklärt er, „haben den Krieg entfesselt, und nichts rechtfertigt sie dafür, wenn nicht ihr Ehrgeiz, ihr Stolz, ihr universeller Herrschergeist", aber, fügt er hinzu, „die Augen sind jetzt offen... Man hat sich angeschickt, unsere Territorien zu besetzen, Deutschland hat sich seit langem darum bemüht, in unsere Ideenwelt einzudringen und sie dem zu unterwerfen, was es seine Kultur nennt." Diese Invasion beträfe auch die Psychiatrie, „da es sehr wohl eine deutsche und eine französische Psychiatrie gibt". Sei jetzt nicht für die Irrenärzte, die sich durch die deutschen Doktrinen haben beeinflussen oder verführen lassen, der Moment gekommen zu überprüfen, ob sie sich nicht täuschten? Die Dementia praecox – so Parant – sei in besonderem Maße die Inkarnation der germanischen Barbarei: „Diese angebliche pathologische Einheit ... deren verschiedene Teile untereinander nicht zusammenhalten, ist ein plumpes Monstrum kolossaler Erscheinung, das sich bei näherem Hinsehen als ein reduziertes Weniges erweist, ein Monstrum ohne Licht und ohne Klarheit, in Wirklichkeit blind", und schließlich: „Die wissenschaftlichen Werke (der Deutschen) werden auf den unteren Rang zurückfallen, aus dem sie nur dank ihrer Anmaßung und ihrer Prahlerei aufgestiegen sind." Obwohl jetzt übersteigert, bekunden diese Schmähreden nur eine Einstellung, die schon vor dem Krieg bestand. Régis, Professor in Bordeaux, glaubte herausgefunden zu haben, daß die deutsche Amentia und Verwirrtheit französische Nationalgüter sind: Sie seien unter dem Namen der „confusion mentale" durch Delasiauve beschrieben worden. Ganz glücklich fügt er hinzu: „Chaslin hat dieses französische Produkt jenseits des Rheines wiederentdeckt und in unser Land zurückgeführt." Nach 1918 blieb die gleiche Einstellung über Jahre hinweg vorherrschend. Der bewundernde Freund Kraepelins, Dupré, war 1921 gestorben. 1925 wurde ein Band veröffentlicht, der Kraepelins Arbeiten zusammenfaßt, und dem Autor des Vorwortes, Achalme, gelang es spitzfindig, eine patriotische Interpretation der freundschaftlichen Beziehungen, die Dupré mit seinen deutschen Kollegen hatte, zu formulieren: „Dupré hatte die gewichtige Struktur der deutschen Universitäten geschätzt und sehr wohl erkannt, daß – welcher Art die natürliche Unterlegenheit eines Volkes auch immer sein möge – seine Konkurrenz auf allen Gebieten furchterregend ist, wenn es der Wissenschaft ihren wahren Rang, nämlich den ersten, zuspricht. Und er bedauerte, daß das in Frankreich nicht ebenso der Fall sei... Man wisse jenseits des Rheins, mit welcher Leichtigkeit der französische Geist sich überall ausbreite und daß in einigen Schriften von Dupré oft die Rede von mehreren deutschen wissenschaftlichen Abhandlungen sei. Er sei in Deutschland immer mit einem Eifer empfangen worden, der alles andere als Desinteresse gezeigt habe, da man hoffte, von den Brosamen seines Tisches gut leben zu können." Man könnte diesen Zitaten zahlreiche weitere hinzufügen. Es ist amüsant, festzustellen, daß der Nationalismus selektiv war: Die Schizophrenie Bleulers, deutscher Sprache, aber schweizer Nationalität, war niemals Gegenstand ungefälliger Kritiken. Der Psychoanalyse hingegen warf man ihren germanischen Charakter vor, da Freud, trotz des Respektes, den er seinem Meister Charcot entgegenbrachte, einem Feindesland angehörte. Der Nachfolger Duprés auf dem Lehrstuhl in Paris, Henri Claude, verstand es auszuwählen und nahm in seiner Universitätsklinik nach 1920 die ersten französischen Psychoanalytiker auf. 1924 hat R. Laforgue, einer seiner Assistenten, mit R. Allendy *Die Psychoanalyse und die Neurosen* veröffentlicht, und Claude hat zugesagt, das Vorwort abzufassen. Er war in der Tat ambivalent genug, und die Argumente, die er bringt, erneuern die alten Klischees: Ich bin „weit davon entfernt", schreibt er, „das Interesse zu verbergen, das ich den psychoanalytischen Studien entgegenbringe. Aber es ist zunächst Zurückhaltung angebracht, da die Psychoanalyse noch nicht an die Exploration nach französischer Manier angepaßt worden ist. Gewisse Arten der Befragung schockieren die Einheit intimer Gefühle und gewisse Systematisierungen eines überspannten Symbolismus, — geeignet vielleicht für Menschen anderer Rassen — erscheinen mir nicht in einer lateinischen Klinik anwendbar." Das Argument der „Rasse", das hier durch Claude angewendet worden ist, hat nichts mit Antisemitismus zu tun: Es bezieht sich auf „den Germanismus" von Freud.

Wenn ich an einigen Einzelheiten aufgezeigt habe, wie der Nationalismus die Verbreitung der deutschen Psychiatrie in

Frankreich behindert hat, so könnte eine analoge Studie gemacht werden über das Eindringen der französischen Ideen in Deutschland. Als Magnan, der Zeitgenosse Kraepelins, seine Theorie des „Ungleichgewichts" entwickelte, aus der heraus er den psychologischen Ausdruck der Entartung prägte, wies Naecke dies 1893 zurück; obwohl die deutsche Wissenschaft und ebenso wie die englische, die russische und die italienische Schule, die der deutschen Wissenschaft folgten, einen vorsichtigen Skeptizismus beibehielten, würden die Franzosen, — verdorben durch Auguste Comte, der zu sehr durch die Ideen von Gall geprägt sei —, immer noch im Reich der Schädellehre leben. Bemerkenswert ist hier die Stellung von Jaspers; er, der Schöpfer der Psychopathologie, versuchte nämlich, in seiner 1913 erstmals erschienen *Allgemeinen Psychopathologie* beim Vergleich zwischen der französischen und der deutschen Schule — den beiden einzigen übrigens, die er der Erwähnung für würdig erachtete — objektiv zu bleiben. Trotz seiner Anstrengungen jedoch, gelingt es ihm nicht, den klischeehaften Verallgemeinerungen zu entkommen. Die Deutschen seien nicht mehr die „Philosophen" wie in der Zeit von Heinroth, sondern die „Analytiker", die „mit ihrem bohrenden Intellekt mehr kritische Selbstbestimmung haben", wohingegen die Franzosen die „Schilderer" seien, die charakterisiert würden durch „mehr anschauliche Intuition, mehr künstlerische Formung". Jaspers anerkennt hier „die große historische Bedeutung der französischen Psychiatrie, der die deutsche viel zu verdanken hat". Jaspers zitiert Esquirol, von dem „die Schilderungen der Psychiater von Griesinger bis Krafft-Ebing, und selbst Kraepelin abhängig sind"; er erinnert dann, daß Morel und Magnan „die Grundunterscheidung der endogenen und exogenen Psychosen fanden". Und er nennt letztlich Janet, der „den Grundstein zur Psychopathologie der Neurosen legte". Doch diese Würdigung hat im Zeitgeist des Jahres 1913 seine Grenzen. Wenn „die ursprüngliche Entdeckung der neuen Gesichtspunkte den Franzosen zuzusprechen sei", so folgerte Jaspers,

„ließe die geringe Selbstkritik, die ihnen eigen sei und es ihnen leichter ermögliche, umfassende Gesichtspunkte in literarischen Schöpfungen zu verwirklichen, ihre Werke im wissenschaftlichen Sinne immer unvollendet". Jaspers betont im weiteren noch deutlicher die deutsche Überlegenheit: „Die Deutschen übernahmen ihre Gedanken, säuberten sie von phantastischem Beiwerk, vertieften die Begriffe, machten Untersuchungen, die auf objektivem Wege Beiträge gaben." Diese Überlegenheit bestünde nicht nur in der Vertiefung der Ideen französischen Ursprungs, sondern auch in begrifflicher Sorgfalt, minutiöser, geduldiger Untersuchung, phantasieloser Konsequenz und ideenhaftem Schwung hätten die Deutschen ihr Eigenes geleistet. Jakobis methodologische Reinheit, Spielmanns, Naumanns, Wernickes analytische Feinheit, Kahlbaums Konzeption der Idee der Krankheitseinheit hätten in Frankreich weder ihre Quelle noch ihr Gegenbild.

Wir können heute einen amüsierten und zugleich betrübten Blick auf einen Abschnitt der Psychiatriegeschichte werfen, der längst vergangen scheint. Wenn bedauerlicherweise noch heute Kommunikationsschwierigkeiten zwischen der deutschen und der französischen Psychiatrie bestehen, so sind sie lediglich sprachlicher Natur. Aber es ist nur zu gewiß, daß die politischen und kulturellen Gegensätze weiterhin die Kommunikation stören werden. In einer Umfrage, die wir kürzlich unter allen französischen Psychiatrieprofessoren, das „Diagnostic and Statistical Manual der American Psychiatric Association" (DSM III) betreffend, gemacht haben, hat fast ein Viertel der Antwortenden diesem neuen nosologischen System seinen amerikanischen Charakter vorgeworfen, und es ist wahrscheinlich, daß diese Haltung, die viele negative Bestandteile hat und die sich in dieser Antwort ausdrückt, nicht allein für Frankreich spezifisch ist.

Es ist eine Banalität festzustellen, daß die wissenschaftliche Wahrheit universell ist und daß die Fortschritte der Wissenschaften nicht von den Staatsgrenzen, der Sprache ihrer

Bewohner oder der politischen Ideologie ihrer Regierungen abhängen sollen. Aber ihre Fortschritte sind an die internationale Kommunikation gebunden; und — in der Psychiatrie mehr als auf anderen Gebieten — diese ist von der Sprache und den durch die Verallgemeinerungen mehr oder weniger irrational übertragenen Einstellungen abhängig. Keinesfalls soll die Existenz von Traditionen, die die Forschung entsprechend der Geschichte und dem kulturellen Kontext der jeweiligen menschlichen Gruppe in entsprechende Richtungen lenkt, verneint werden. Die Verschiedenartigkeit der Perspektiven, die sich daraus erklärt, und die Widersprüche, die sie hervorruft, sind vielmehr der Garant für die Entdeckung der Wahrheit, welche einzig ist. Aber damit diese Widersprüche fruchtbar sein können, ist es nötig, daß Informationen ohne Einbußen und ohne Entstellungen übertragen werden können. Ich habe hier nicht versucht, eine Lösung vorzuschlagen, aber ich habe anhand einiger Schwierigkeiten, die die Geschichte der Psychiatrie durchzogen haben und noch durchziehen, versucht aufzuzeigen, wie nötig es ist, daß wir alle uns der Existenz und der Tragweite des Problems bewußt sind.

Klinische Forschung und ihre Förderung

B. HESS

Stellung der klinischen Forschung im Rahmen der Wissenschaft des Lebens

Komplementär zur Entwicklung der modernen Naturwissenschaften entstand im letzten Jahrhundert eine eigene medizinische Forschung mit dem Ziel, die Ursachen der Krankheiten mit naturwissenschaftlichen Methoden zu erforschen; ein Konzept, das man bei Hufeland (1797), Liebig (1842)· und Virchow (1845) finden kann. Wann immer in dieser Entwicklung Ursachen von Krankheiten erkannt wurden, konnten rationale medizinische Behandlungsverfahren entwickelt werden. Damit wurde die Prognosenmedizin von Hippokrates durch Anamnese, Diagnostik und Therapie ersetzt. Der Erfolg dieser Medizin läßt sich mit dem Verschwinden der meisten verheerenden Seuchen sowie einer großen Zahl von Mangelkrankheiten in der Welt belegen.

Die moderne Medizin verdankt diese Entwicklung der einzigartigen Doppelrolle des Arztes als Forscher und des Forschers als Arzt: Der Arzt als Partner des einzelnen Patienten und der Forscher als Analytiker einer krankhaften Symptomatik vieler Menschen oder auch nur eines einzigen „Sonderfalls". Krankheit wird als komplexer Zustand erkannt. Der Übergang von Gesundheit in Krankheit und die Rückführung des kranken in den gesunden Zustand, oder auch in den Tod, sind außerordentlich komplizierte Vorgänge, die durch physische wie psychische Symptome vom Arzt beobachtet werden. Dabei ist der komplizierte kranke Zustand nur der spezielle Fall des komplizierten gesunden Zustandes. Der krankhafte Grenzfall wird zum Lehrmeister unserer Erkenntnis, und die Wissenschaft vom Menschen wird die Wissenschaft vom Leben schlechthin.

Angesichts der überwältigenden Komplexität des Phänomens Krankheit dringt der Arzt mit seiner klinischen Verantwortung auf Arbeitsteilung mit Partnern aller nur möglichen naturwissenschaftlichen und humanwissenschaftlichen Disziplinen. Der Arzt analysiert primär die Krankheit am Krankenbett und formuliert mit einem Forschungspartner das Ursachenproblem einer Krankheit als physiologisches, biochemisches oder molekular-biologisches, weiter als psychisches oder soziales Problem. Die Fähigkeit zur Beschreibung einer Krankheit in einer interdisziplinär verständlichen Sprache und ferner die Umsetzung und Entwicklung neuer diagnostischer und therapeutischer Prinzipien am Krankenbett sind Leistungen des forschenden Arztes.

Die primäre Beobachtung am kranken Menschen löst die Kaskade der analytischen Verfahren der Biowissenschaften aus. So führten die Beobachtungen der Avitaminosen zur Isolierung, zur Synthese der Vitamine und dann zur Vitamintherapie, die Beobachtung der bakteriellen Infektiosität zur Klassifizierung von Bakterien durch die Mikrobiologie und zur antibakteriellen Therapie, die Beachtung der Zuckerkrankheit zur Entdeckung des Insulins und seiner therapeutischen Verwendung. In der Tat hat die Beobachtung des kranken Menschen entscheidend zur Entwicklung der modernen biologischen Wissenschaften beigetragen. Es ist bemerkenswert, daß ein großer Teil der Nobelpreisträger für Medizin und Physiologie der ersten Hälfte dieses Jahrhunderts aus dem Bereich der klinischen Forschung kommt.

Betrachtet man heute die Vernetzung der medizinisch-klinischen Forschung mit den biologischen Disziplinen, so erhält man den Eindruck eines in viele Richtungen rückgekoppelten Forschungsprozesses, in dem primäre Beobachtungen am Krankenbett unzählige Bereiche der Biowissenschaften zu Forschungen aktivieren. Im Verlaufe dieses Prozesses entfalten die einzelnen Disziplinen früher oder später ein mehr oder weniger großes Eigenleben, sie entwickeln sich nach ihrer eigenen Dynamik, führen jedoch Erkenntnisse in die theoretische und schließlich, gewöhnlich über die Pharmakologie, zur praktischen Medizin zurück. Es ist verständlich, daß „trial" and „error", Falsifizierbarkeit und Überraschung die Logik dieses Forschungsablaufs nach Popper bestimmen. Grundlagenforschung und Anwendung stehen dabei in ständiger Wechselwirkung, laufend aktiviert durch Erkenntnisse in Bereichen der Physik, Chemie und ihren Technologien. Die Laufzeiten des Forschungszyklus von der primären Beobachtung zur Erforschung und therapeutischen Realisierung liegen dabei im Bereiche von 10–30 Jahren und können damit mehr als eine Forschergeneration betragen.

Neue Entwicklungen werden, wie überall in der Wissenschaft, auch in der medizinischen Forschung durch neue Techniken, durch Entdeckungen und durch neue Ideen erzielt, wo auch immer hervorragende forschende Ärzte und Naturwissenschaftler im Laufe der Wissenschaftsgeschichte wirksam werden: Ich erinnere an die Entwicklung des Mikroskops (1590), des Röntgenapparats (1895), des Elektronenmikroskops (1931) und der Computertomographie (1972) als Beispiele neuer Techniken. Die Entdeckung der bakteriellen Erreger (Koch, 1876), der Viren (Iwanowski, 1892), der Hormone (Starling, 1902), der Vitamine (Funk, 1912) läuft zum Teil um Dekaden der praktischen Anwendung am Krankenbett voraus. Die Entwicklung unserer Auffassung medizinisch-biologischer Vorgänge wird durch die Idee der Zellularpathologie (Virchow, 1852), der Entdeckung der Elemente des Nervensystems durch Casals, der Immunologie durch Paul Ehrlich (1890), der Humangenetik (Garrod, 1909) sowie schließlich der molekularen Krankheit (Pauling, 1947) und der Helixstruktur der elementaren Erbsubstanz (Watson u. Crick, 1953) und die neuesten dynamischen Vorstellungen von Leben und Krankheit veranschaulicht.

Für das Verständnis des spezifisch-medizinischen Forschungsprozesses ist schließlich die Tatsache von Bedeutung, daß die Medizin selbst in ständiger Bewegung ist: Krankheiten kommen und gehen in einem offenen Prozeß mit der Folge, daß Forschung sich laufend neuen Krankheitsformen und damit neuen medizinischen Fragestellungen anpassen muß.

Dem allgemeinen Verlauf der Forschung entspricht die Verteilung der Forschungsgebiete der Forschungsorganisationen. Die medizinisch-biologische Sektion der Max-Planck-Gesellschaft spiegelt die Aufgabenteilung wider und zeigt, daß in ihrem Bereich wenige Abteilungen und Arbeitsgruppen für medizinisch-klinische Forschung (= 15), wie an der Spitze einer Pyramide durch eine große Zahl von Abteilungen getragen werden, die mit theoretisch-medizinischen Fragestellungen im Rahmen der Biowissenschaften (71 Abteilungen und Arbeitsgruppen) befaßt sind. Ein großer Teil dieser Abteilungen leistet dabei nicht nur einen beträchtlichen Beitrag zur Entwicklung der medizinisch-klinischen Forschung, sondern zugleich einen Beitrag zur Entwicklung der Wissenschaft des Lebens überhaupt und damit zum Selbstverständnis des Menschen.

Klinische Forschung in der Psychiatrie

Die Forschungsbereiche auf dem Gebiete der medizinisch-klinischen Forschung im Rahmen der Max-Planck-Gesellschaft sind historisch gewachsen. Ihre Schwerpunkte wurden in jüngster Zeit durch Konzentration und Anpassung an moderne Fragestellungen verschoben. Schwerpunkte sind die Max-Planck-Institute für Kreislaufforschung (Bad Nauheim), für Neurologische Forschung (Köln), die Klinischen Forschergruppen der Max-Planck-Gesellschaft für Blutgerinnung und Thrombose (Gießen), für Reproduktionsmedizin (Münster) sowie für Multiple Sklerose (Würzburg) und schließlich das Max-Planck-Institut für Psychiatrie und Neurologie (München). Darüber hinaus sind eine ganze Reihe von Arbeitsgruppen in anderen Max-Planck-Instituten mit verschiedenen Themen der klinischen Forschung befaßt, die in Kooperation mit Universitätskliniken bearbeitet werden.

Lassen Sie mich auf die besonderen Bedingungen der klinischen Forschung in der Psychiatrie eingehen. Die große Bedeutung dieses Gebietes geht aus der Frequenz von Erkrankungen und der Vielfalt der Krankheiten im Bereich der Psychiatrie hervor. Allein etwa 300 Millionen Menschen auf der Welt leiden vorübergehend oder permanent an psychiatrischen Krankheiten, deren Erforschung durch die vorhandenen wissenschaftlichen Verfahren bis heute nur unzureichend in Angriff genommen werden kann.

Die Psychiatrie ist zunächst ein praktischer Beruf. Sie hat mit krankhaft-psychischen Erscheinungen zu tun, die den normalen Mitmenschen fremdartig, ja unheimlich anmuten. Demgegenüber steht die Psychopathologie als Wissenschaft. Ich zitiere Karl Jaspers aus seiner klassischen allgemeinen Psychopathologie: „Ist der Psychiater im praktischen Berufe eine lebendige, erfassende und wirkende Persönlichkeit, dem die Wissenschaft nur eines seiner Hilfsmittel ist, so ist dagegen dem Psychopathologen diese Wissenschaft Selbstzweck. Er will nur kennen und erkennen, charakterisieren und analysieren, aber nicht einzelne Menschen, sondern das Allgemeine... Seine Grenze liegt darin, daß er den einzelnen Menschen niemals ganz in psychologische Begriffe auflösen kann. Je mehr er auf Begriffe bringt, als typisch, als regelmäßig erkennt und charakterisiert, desto mehr erkennt er, daß in jedem einzelnen Menschen sich ihm etwas Unerkennbares verbirgt."

Hier tritt das Dilemma von Psychiatrie als praktischem Beruf und Psychopathologie als Wissenschaft voll zutage. Faßt man wie Jaspers den „Gegenstand der Psychopathologie als das wirkliche bewußte psychische Geschehen" auf, so wissen wir kaum, wie das Problem der Geisteskrankheiten als lösbares medizinisch-klinisches Problem formuliert werden könnte.

Dennoch schreitet die Erforschung der psychischen Erscheinungen in kleinen Schritten fast unmerklich voran. Für den Außenstehenden hat es den Anschein, als ob die Psychiatrie in den vielen Dekaden des letzten Jahrhunderts und der ersten Hälfte dieses Jahrhunderts nur philosophisch verwaltet worden sei. Man beobachtete, klassifizierte, grenzte ab und versuchte schließlich, das anatomische Substrat psychischer Erscheinungen zu lokalisieren.

Komplementär zur klassischen Psychopathologie und Hirnpathologie entwickelte sich in den vergangenen Dekaden eine Neurobiologie, die, als klinisch-medizinische Forschung entwickelt, erstaunliche Fortschritte in unserem neuropathologischen Verständnis erbrachte. Durch die Erforschung der neuronalen Netzwerke, ihrer Übertragersubstanzen sowie der Lokalisation globaler Nervenfunktionen wurden biologische Merkmale entdeckt, die zur Klassifizierung von Geisteskrankheiten nützlich sind und Zugang zu neuen therapeutischen Vorstellungen liefern. Insbesondere die Entwicklung der Psychopharmaka hat eine Flut von Erkenntnissen über die Konstruktion und Funktion unseres Nervensystems erbracht.

Die Neurobiologie erforscht die elementaren Gesetzmäßigkeiten neuronaler Funktionen in allen Bereichen der neuralbegabten lebenden Natur. In höheren Systemen weiß man allerdings mehr über die Funktion der Sinnesorgane als über die Funktion des vegetativen oder autonom gesteuerten Nervensystems, das unserem direkten Bewußtsein entzogen ist. Dieses System koppelt unbewußt die Funktionen des Verdauungstraktes, der Haut und des Kreislaufsystems an die Funktionen des zentralen Nervensystems. Die Korrelation von psychischen und vegetativen Zuständen, kurz die Physiologie und Pathologie dieses psychovegetativen Systems, ist ein Stiefkind der Forschung.

Das Dilemma der Anwendung neurobiologischer Forschung auf die klinisch-medizinische Forschung ist offensichtlich. Es gibt keine Modelle der psychiatrischen Krankheitsbilder. Bewußtsein, Gemütszustände, Raum- und Zeiterleben des Menschen sind nicht simulierbar. Computermodelle von künstlicher Intelligenz oder Erlebnisprozessen sind Ansätze, die um Lichtjahre von der Wirklichkeit entfernt sind.

Wer nur je einen Blick in die Entwicklung der Neurobiologie getan hat, wird rasch die ungeheure Komplexität der zugrundeliegenden Vorgänge erkennen und sich als Arzt und Forscher mit der Geduld der wissenschaftlichen Methoden wappnen müssen, wenn er sich langfristig der Erforschung einer molekularen Psychopathologie hingeben will. Dennoch ist es gelungen, gewisse Formen der Depressionen biochemisch-empirisch zu klassifizieren und therapeutisch zu lindern, zu neutralisieren und den Patienten quasi zu heilen. Eine Erklärung, ein pathogenetischer Zusammenhang, eine kausale Therapie sind noch längst nicht zur Hand. Der Arzt wird diese Frage wohl häufig auch nicht weiter stellen, denn für ihn gilt der Satz von Jaspers: „Wahr ist hier nur, was dem Patienten nützt."

Diese Bemerkungen sollen die Vielschichtigkeit des Problems der Geisteskrankheiten illustrieren und zeigen, daß nur die engste Partnerschaft von klinisch tätigen Ärzten mit Forscherpersönlichkeiten vieler Disziplinen dem komplexen Phänomen der psychiatrischen Krankheiten gerecht werden kann. Die Notwendigkeit einer direkten unmittelbaren Patientenbeobachtung und zugleich der klinisch-theoretischen und neurobiologischen Forschung bestimmt die Formen der Organisation klinischer Forschungsgruppen, insbesondere auf diesem Gebiet.

Organisation und Planung

Die besonderen Bedingungen, unter denen sich klinische Forschung vollzieht, verlangen die Partnerschaft von behandelnden und forschenden Ärzten und Forschern verschiedenster Disziplinen. Die Geschichte der modernen Medizin kennt berühmte und erfolgreiche Partnerschaften. Ich nenne die Zusammenarbeit zwischen den Berliner Krankenhäusern und Universitätskliniken und den Leitern berühmter klinisch-chemischer Laboratorien, aus denen viele Nobel-Preisträger hervorgegangen sind. Partner waren weiter in München der Kliniker F. Müller und der Chemiker H. Fischer, in Freiburg der Kliniker S. Thannhauser und der Stoffwechselchemiker H. A. Krebs sowie in Heidelberg die Kliniker L. Krehl und P. György mit den Chemikern O. Warburg und R. Kuhn.

Diese Erfahrungen zeigen, wie erfolgreich die Förderung hervorragender Persönlichkeiten sein kann, die als forschende Ärzte Verantwortung gegenüber Patienten tragen und zugleich als Forschungspartner dienen wollen, sowie Forscher aus theoretischen Disziplinen, die sich den Problemen der klinischen Forschung widmen wollen. Insbesondere ist es notwendig, jungen Ärzten und Forschern heute Gelegenheit zu geben, Erfahrungen in klinisch-medizinischer Forschung zu gewinnen. Dabei ist es weniger wichtig, im Rahmen welcher Organisationsformen sich die Forschung abspielt, wenn sie nur den Beteiligten Mittel und Arbeitsbedingungen ermöglichen. Entsprechend den vorliegenden Fragestellungen wird sich klinische Forschung in kleinen Arbeitsgruppen oder in größeren Institutionen abspielen müssen. Die neuen klein angelegten klinischen Forschergruppen unserer Gesellschaft sind nach den Erfahrungen der Vorkriegsjahre hierzulande und denen der angelsächsischen Länder eingerichtet. Sie setzen Randbedingungen für wissenschaftlich wie administrativ sich selbstregulierende Forschungseinheiten bei klarer Kompetenz für klinische und wissenschaftliche Verantwortung.

Neue Entwicklungen auf dem Gebiete der medizinisch-klinischen Forschung werden, wie überall, von neuen Methoden, überraschenden Entdeckungen und neuen Ideen bestimmt, unabhängig davon, ob diese Entwicklungen aus der medizinisch-klinischen Forschung direkt oder aus anderen Gebieten der Biowissenschaften, der Physik oder Chemie hervorgehen. Die Planung der medizinischen Forschung muß sich an innovativen Entwicklungen orientieren und die Gewichtung der Forschung aller medizinisch-biologischen Arbeitsrichtungen berücksichtigen. Medizinisch-klinische Probleme müssen formulierbar und mit begründeter Aussicht auf Erfolg auch lösbar sein. Wissenschaft ist hier, wie überall, die Kunst des Lösbaren. Scheinprobleme und Paraprobleme sind auszuschließen. Wir haben den Eindruck, daß die neue Neurobiologie erst am Beginn ihres fruchtbaren Einflusses auf die Lösung psychiatrischer Probleme steht.

Es ist interessant festzustellen, daß medizinisch-biologische Forschung zu einem hohen Prozentsatz ungeplant der klinischen Medizin zugute kommt. Der Anteil ist unerwartet hoch. Nach neueren Untersuchungen (Comroe u. Dripps) kamen 41% von Arbeiten, die für neue Entwicklungen im Bereich der klinischen Medizin entscheidend waren, aus dem Bereich der medizinisch-biologischen Disziplinen. Dabei handelt es sich um Arbeiten, die nicht primär in Hinblick auf spezielle Krankheiten des Menschen orientiert waren, sondern die von Forschern aus rein wissenschaftlichen Gründen in ihren eigenen Forschungsbereichen um der Sache selbst willen vorgenommen wurden. Es ist zu vermuten, daß diese Verteilung auch auf dem Gebiete der Psychiatrie zu erwarten ist.

Auf der Grundlage dieser Vorstellungen überprüft die Max-Planck-Gesellschaft durch ihre Organe laufend neue medizinisch-klinische Fragestellungen, die aus ihren eigenen Instituten hervorgehen oder von außen an sie herangetragen werden, und entscheidet, was förderungswürdig ist, um es im Rahmen ihrer Möglichkeiten zu realisieren.

Wie links steht es um unsere Seele? Wissenschaftstheoretische und universitätspolitische Überlegungen

N. LOBKOWICZ

Auch und gerade wenn man als langjähriger Universitätspräsident gelernt hat, *de omnibus scibilibus et de aliquibus aliis* zu reden, tut man sich ein wenig schwer, sich zu einem Thema zu äußern, in dem man völliger Laie ist. Wenn ich hier deshalb unter dem Titel „Wie links steht es um unsere Seele?" einige wissenschaftstheoretische und universitätspolitische Überlegungen vortrage, tue ich dies erstens nur mit einigem Zittern und Zagen, bitte ich Sie zweitens im vorhinein um Entschuldigung für alles, was sich an meinen Ausführungen als inkompetentes Geschwätz erweisen sollte, und rede ich mich drittens im vorhinein darauf heraus, daß Herr Kollege Hippius so wagemutig war, mich um ein „Referätchen" zu bitten.

Nun ist es freilich wohl kein Zufall, daß gerade der Chef einer Psychiatrischen Klinik ein Kolloquium veranstaltet, in dem in seinem Fach Inkompetente zu Wort kommen. Bei einem Kongreß von Pharmakologen, Internisten, Chirurgen oder – um den von mir verehrten Dekan unserer medizinischen Fakultät einzubeziehen – Gerichtsmedizinern ist eine musikalische Umrahmung und ein Gesellschaftsprogramm denkbar und üblich; aber man kann sich bei Kongressen dieser Fächer kaum ein Kolloquium vorstellen, bei dem Germanisten und Philosophen zu Wort kommen, es sei denn durch Festreden.

Der Grund für dieses Phänomen ist der Gegenstand meiner *ersten* Überlegung. Die Psychiatrie, so scheint es, ist ein medizinisches Fach, das sich nicht ohne weiteres in das vornehmlich naturwissenschaftliche Selbstverständnis der modernen Medizin fügt. In der Medizin gibt es viele ungelöste Probleme; bei zahlreichen Erkrankungen kennen wir nicht recht ihre Ursache, und bei vielen Medikamenten und Heilverfahren wissen wir nicht recht, warum und wie sie wirken. Aber es scheint doch auch in diesen Fällen, wenn auch oft in recht allgemeiner Weise, klar zu sein, was wir als einen kompetenten oder inkompetenten, einen plausiblen oder unplausiblen Lösungsvorschlag ansehen würden. Wenn jemand behaupten wollte, Krebs würde durch geistige Einflüsse extraterrestrialer Wesen hervorgerufen, oder Aspirin helfe deshalb gegen Kopfschmerzen, weil sich, wann immer man dieses Medikament einnimmt, wohlwollende Engel einschalten, würde man ihn selbst unter medizinischen Laien nicht allzu ernst nehmen.

Ich will nun nicht nahelegen, in der Psychiatrie würden solcherart Antworten ernsthaft in Erwägung gezogen. Aber es ist doch offenbar so, daß der Psychiater zwar leidlich gut und aufgrund fortschreitender Forschung immer besser weiß, unter welcherart Umständen psychische Erkrankungen auftauchen und welche Schritte heilsam zu sein pflegen, aber im Grunde keine rechte Vorstellung davon hat, was sich beim Erkranken und Heilen genau abspielt. Genau genommen weiß er nicht einmal, wie eine Antwort auf diese Frage aussehen würde. Natürlich ist vorstellbar, daß geistige Erkrankungen genau wie andere mechanische, chemische, physiologische und morphologische Ursachen haben, dergestalt, daß, wenn man diese Ursachen ausfindig machen würde, die Erklärung des Erkrankens und des Erfolges von Heilverfahren unzweideutig feststünde. Doch erstens ist durchaus möglich, daß auch dort, wo Ursachen dieser Art festgestellt werden, immer noch wenig erklärt ist; und zweitens würde sich zumindest der Philosoph auch dann, wenn solche Ursachen alles zu erklären scheinen, sofort fragen, was hier denn eigentlich „erklären" heißt. In den Naturwissenschaften heißt ja „erklären", Ereignisfolgen so unter Gesetze zu subsumieren, daß, wenn man die Randbedingungen kennt, man auch voraussagen kann, was geschehen wird. Selbst wenn solche Gesetze in der Psychiatrie ausfindig zu machen wären, bliebe immer die Frage offen, wieviel wir eigentlich von geistigen Vorgängen wissen, wenn wir zwischen ihnen und, grob gesprochen, materiellen Vorgängen einen beliebig wiederholbaren „Wenn-dann"-Zusammenhang ausmachen.

Es scheint mir dieser Umstand, die zumindest nicht zwingend naturwissenschaftliche Erklärbarkeit psychiatrischer Phänomene und Erfolge zu sein, der die Psychiatrie zu einem Politikum macht. Gewiß kann man auch bei Krebs oder der Wirkung von Placebos psychische Ursachen vermuten; aber sofern sich diese Vermutung erhärtet, werden die einschlägigen Fragen zu solchen der Psychiatrie. Vielleicht werden Sie mir nicht widersprechen, wenn ich unterstelle, daß alle Erkrankungs- und Heilvorgänge, bei denen es nicht zwingend erscheint, daß ihre Erklärung typisch naturwissenschaftlich ist, eo ipso der Psychiatrie im weiten Sinne des Wortes anheimfallen.

Der medizinische Laie hat für diese Umstände eine einfache Erklärung zur Hand. Der Mensch besteht eben nicht nur aus dem Leib, sondern hat (ist?) auch eine Seele; und diese mag mit dem Leibe wie auch immer zusammenhängen, die sich in ihr abspielenden Vorgänge lassen sich nicht restlos auf Leibliches reduzieren. Wir sind eben nicht hochkomplizierte Computer, bei deren Reparatur alles vom präzisen Detailwissen des Mechanikers abhängt; obwohl unendlich viel an uns computerhaft zu sein scheint, bleibt offenbar ein Rest, der auf diese Weise nicht zu fassen ist. Nun steht es freilich – dies ist meine *zweite* Überlegung – so, daß das Reden von der Seele im Grunde wenig, wenn überhaupt etwas erklärt. Es erklärt schon deshalb wenig, weil „erklären" eben heute unter Wissenschaftstheoretikern naturwissenschaftlich gedeutet wird, als Subsumtion unter gesetzesartige „Wenn-dann"-Sätze, und diese auf die Psyche nicht ohne weiteres anwendbar zu sein scheinen. Aber auch in einem weiteren Sinne von „erklären" erklärt so etwas wie die Seele wenig. Es mag sie geben, sie mag, wenn sie unsterblich ist, unser letztentscheidendes Schicksal in sich tragen, aber daß „psychic disorders" Seelenvorgänge seien, ist im Grunde nicht informativer, als die Behauptung, sie seien propalagonisch. Etwas durch Psychisches zu erklären besagt soviel wie zu sagen, man kenne die Erklärung nicht. Dieser Auffassung hätte im übrigen auch die klassische Metaphysik zugestimmt. Daß alle unsere Erkenntnis mit jener der Sinne anhebt, ist ja nicht eine Aussage erst von Locke und anderen Empiristen, man kann sie – wenn sie auch anders gedeutet wird – ebenso bei Aristoteles und Thomas von Aquin nachlesen. Was wir mit den Sinnen nicht fassen können, müssen wir aus der Sinneserkenntnis erschließen; und wenn wir es – für die klassische Philosophie ein geläufiges Problem – *als Ursache* erschließen, wissen wir von seiner Wirksamkeit nur durch das, von dem her wir schließen. Die Seele ist ein Erklärungsprinzip, von dem wir sagen mögen, daß es etwas erklärt, aber nicht sagen können, inwiefern und wie es dieses erklärt.

Dies ist natürlich für den maßgeblich naturwissenschaftlich denkenden modernen Menschen ein Ärgernis. Es hat deshalb nicht an Versuchen gefehlt, es abzuschaffen. Soweit ich sehe, gibt es zwei typische Modelle, es zu überwinden. Das erste finden Sie am deutlichsten bei Freud exemplifiziert: Man spricht von Seelenvorgängen, als seien sie eben doch naturwissenschaftlich faßbar. Da ist dann die Rede von Kräften und Energien, von deren Barrieren und ihrem Zurückdrängen, von einer geistigen Topographie, und ähnlichem. Lesen Sie etwa den Artikel *Psychoanalysis* in der *Encyclopaedia Britannica,* die bis heute den von Freud selbst 1926 verfaßten Beitrag, freilich durch allerlei Zusätze ergänzt, enthält. Man kann sich nicht des Eindruckes erwehren, daß ebenso wie Marx eine Naturwissenschaft des Sozialen zu entwickeln suchte, Freud an eine Naturwissenschaft psychischer Vorgänge dachte.

Nun ist die Psychoanalyse wissenschaftstheoretisch ein höchst seltsames Gebilde. Sie gibt vor zu heilen, indem sie

Un- oder Unterbewußtes bewußt macht, durch Verdrängung entstandene Lücken in der erinnerten Autobiographie schließt. Doch selbst vorausgesetzt, daß sie bei gewissen psychischen Erkrankungen die Erfolge nachweisen kann, deren sie sich rühmt, bleibt völlig unklar, wieso sie diese Erfolge hat. Zunächst einmal ist unklar, ob und inwiefern die Bewußtwerdungen wahr sein müssen, ob Psychoanalyse nicht auch dadurch heilen kann, daß sie in die Lücken bloß einigermaßen Plausibles oder auch Ideologisches einschiebt. Es ist ja wohl kein Zufall, daß freudsch, adlersch oder jungisch behandelte Patienten rasch die richtigen, d. h. sexuell, machttriebhaft oder nach griechischen Sagen zu deutenden Träume haben. Doch selbst wenn es so wäre, daß nur wahre Rekonstruktionen zu Heilerfolgen führen können (was schon allein deshalb schwer nachzuweisen ist, weil ja praktisch immer nur die Erinnerung des Patienten zur Verfügung steht und diese mit nichts recht zu kontrastieren ist), ist diese Tatsache mit einer Fülle von sehr verschiedenen Theorien über das Seelische vereinbar. So ist z. B. durchaus denkbar, daß die Heilung dadurch erreicht wird, daß der Patient an so etwas wie Unterbewußtes glaubt oder daß er einen Seelenführer vor sich hat oder daß er auf eine bestimmte Weise von sich redet. Kurz und gut, der Erfolg eines psychoanalytischen Verfahrens kann streng genommen nie eine Theorie darüber begründen, warum dieses Verfahren Erfolg hat. Die Tatsache allein, daß Aspirin gegen Kopfschmerzen hilft, vermag ja als solche auch noch keinerlei Theorie darüber zu begründen, warum es diese Wirkung hat.

Dieser Umstand hat es ermöglicht, daß die Psychiatrie in den Sog von Gesellschaftstheorien kommen konnte. Da der Psychiater in den meisten Fällen keine physiologischen Krankheitsursachen zu nennen weiß, sondern sich gezwungen sieht, sich mit Symptomen herumzuschlagen, ist die Hypothese, letztlich seien die Krankheitsursachen gesellschaftlich, nicht im vorhinein unplausibler als andere. Da gesellschaftliche Konstellationen nie mit hinreichender Eindeutigkeit festzuhalten oder gar experimentell zu variieren sind, läßt sich dies zwar nicht beweisen. Aber andere Theorien sind, wenn auch aus anderen Gründen, ebenso unbeweisbar. Warum soll man also nicht z. B. Schizophrenie durch Familienkonstellationen und am Ende durch von Eigentumsverhältnissen geprägte gesellschaftliche Verhältnisse erklären?

Warum soll man es nicht, zumal dann, wenn man meint, die Fragwürdigkeit heutiger Sozialverhältnisse als den letzten Auswuchs von Fehlentscheidungen zu Beginn der Menschheitsgeschichte verstehen und die Lösung nahezu aller Probleme darin sehen zu dürfen, daß man eine *tabula rasa* herstellt und das Experiment der Menschheitsgeschichte gleichsam von neuem beginnt. Falls nach der Durchführung des Experimentes der Geisteskrankheiten nicht weniger sind, kann man ja immer noch behaupten, es sei nicht gelungen, die Belastungen der unguten Vorgeschichte des neuen Menschen restlos auszumerzen. Im Zweifelsfall müssen dann die noch lebenden Reaktionäre, deren man nie völlig habhaft werden kann, als Erklärung des Mißerfolgs herhalten. Ein gesundes Seelenleben kann kein anderes als ein linkes sein, da ja das Wesen des Menschen, wie es bei Marx heißt, nichts als ein Ensemble der gesellschaftlichen Verhältnisse, ein Schnittpunkt sozialer Bezüge ist, deren Weg zur Ordnung allein nach links führen kann.

Ich kann mich nun nicht, wie Sie es vielleicht von einem politischen Philosophen erhoffen, mit diesen sozialen Seelentheorien auseinandersetzen; auf dieses Gebiet möchte ich mich schon allein deswegen nicht wagen, weil ich zu wenig über den heutigen Konsens unter seriösen Psychiatern weiß. Aber ich möchte – und dies ist meine *dritte* Überlegung – eine Vermutung darüber anstellen, warum die *Psychiatrie* sich in einer solchen Falle von Konflikten zwischen Grundsatzkonzepten befindet. Diese Vermutung geht von der Beobachtung aus, daß der Erfolg der Naturwissenschaften durch ihre extreme Abstraktheit erkauft ist. Wir kommen zu vergleichsweise eindeutigen Naturgesetzen und naturwissenschaftlichen Erklärungen, in denen wir aus unserer Lebenserfahrung ein bestimmtes Stück herausschneiden und so isoliert betrachten, wie wir es nur irgend können. Daß wir überhaupt so etwas wie z. B. das Gesetz des freien Falles entdecken können, setzt voraus, daß wir das beliebige Fallen beliebiger Objekte nicht nur aus dem Zusammenhang unseres Lebens (was fällt da, wer hat es fallen lassen, was wird der Fall anrichten?), sondern sogar von seinem *Natur*zusammenhang lösen. Bekanntlich richtet sich auch die Natur höchstens im Laboratorium genau nach den Gesetzen, welche die Wissenschaft zu entdecken meint. Kein Physiker kann, auch mit der Hilfe von Kollegen, Chemikern, Biologen, Meteorologen usf. ein so einfaches Phänomen erklären oder gar prognostizieren, wie daß sich ein einzelnes Blatt zu einem bestimmten Zeitpunkt im Herbst vom Baume löst und sich nach allerlei Herumschweben an einem ganz bestimmten Punkt am Boden niederläßt.

Der Erfolg der Naturwissenschaft ist also durch ihre Abstraktheit erkauft, bzw. im Technologischen dadurch, daß wir die Randbedingungen sehr genau selbst herstellen können. Um so mehr aber eine Wissenschaft von ihrem Gegenstand her gezwungen ist, einen breiteren Kontext und am Ende überhaupt das Ganze der von uns erlebten Erfahrung einzubeziehen, um so weniger scharf und eindeutig werden ihre Deutungsversuche. Existentiell völlig Irrelevantes ist maximal, existentiell wirklich Relevantes minimal präzis zu deuten. Und da die Psychiatrie es eben mit der Seele zu tun hat, mit unserer Erfahrung, unserem Verhalten angesichts der Erfahrung, mit unserem Selbstverständnis und ähnlichem mehr, gehört sie unweigerlich zu jenen Disziplinen, deren Deutungsversuche immer nur eine Strecke lang erfolgreich sind.

Meine *vierte* Überlegung ist nicht weniger gewagt, da sie den Wissenschaftsstatus der Medizin betrifft und ich kein Mediziner bin. Die längste Zeit ihrer Geschichte wurde die

Medizin nicht als eine *epistéme* oder *scientia,* sondern als eine *téchne* oder *ars* verstanden. Der Maßstab medizinischen Erfolges ist nicht die letzte Richtigkeit medizinischer Theorien, sondern der Erfolg im Heilen. Deshalb sollte Medizin zwar der Naturwissenschaft anhängen, aber doch nur so weit, als es ihr beim Heilen weiterhilft. Und sofern es dies nicht mehr tut, ist deshalb nicht gleich ein anderer Typus von Theorien erforderlich, seien sie tiefenpsychologisch oder neomarxistisch. Entscheidend ist ja nicht, wieviel wir verstehen, sondern wieviel der Arzt helfen kann. Und diesbezüglich bestehen ja ziemlich klare Kontrollmöglichkeiten. Wenn jener, der Psychiatrie vornehmlich in der Gestalt der Verabreichung von Medikamenten betreibt, den Patienten ein einigermaßen erträgliches Leben vermittelt, so ist dagegen wohl weniger einzuwenden, als wenn ein Psychiater versuchen wollte, erst einmal seine Gesellschaft auf den Kopf zu stellen, und wenn dies seinen Patienten nicht recht hilft, sich darauf zu berufen, die Gesellschaft müsse eben ständig revolutioniert werden. Auch wenn es eine Berechtigung haben sollte zu behaupten, Geisteskrankheiten gebe es nur, weil die Gesellschaft krank ist (whatever this may mean), steht der Arzt unter dem Zwang, seinem Patienten hier und heute zu helfen, nicht erst in einer utopischen Zukunft, von der niemand weiß, ob sie so aussehen würde, wie es sich der Reformer oder gar Revolutionär vorstellt.

Damit komme ich schließlich *fünftens* zu einer universitätspolitischen Überlegung. Wir neigen dazu, Universitäten dadurch zu umschreiben, daß an ihnen Wissenschaft vermittelt und betrieben wird. Dies ist rechtspolitisch außerordentlich wichtig, weil z. B. unser Grundgesetz eben nur die wissenschaftliche Lehre, nicht die Lehre überhaupt für frei erklärt, und zwar so sehr, daß der Zusatz im Artikel 5,3 Grundgesetz, nach welchem die Freiheit der Lehre nicht von der Treue zur Verfassung entbindet, dahingehend zu deuten ist, daß Wissenschaftliches geradezu per definitionem nicht mit der Verfassung in Konflikt geraten kann. Dies ist angesichts der heutigen Proliferation von Wissenschaftsbegriffen ein wenig naiv — aber ohne ein wenig Naivität, deren reflektiertes Gegenstück die Nachdenklichkeit ist, kann es so etwas wie Verfassungen eben gar nicht geben.

Aber dieser Akzent auf die Wissenschaftlichkeit der Universitäten ist nur so lange funktional, als Wissenschaft *nicht* bis ins letzte genau definiert wird. Sobald dies geschieht, beginnt ein Gerangel, bei welchem man sich gegenseitig von der Plattform zu stoßen versucht oder aber, wie wir dies in den Sozialwissenschaften erleben, allerlei höchst seltsame Denkturnstücke vorführt, um den more tough-minded Kollegen vorzuführen, man arbeite ebenfalls wissenschaftlich.

Insofern scheint mir, dies ist meine *sechste* und letzte Überlegung, die Psychiatrie im Konzert der an der Universität vertretenen Fächer eine ganz bestimmte Rolle zu spielen und eine ganz bestimmte Aufgabe zu haben. Sie ist ein Teil eines der nüchternsten Fächer unserer Universitäten, der Medizin, die überdies ihre bahnbrechendsten Erfolge der Naturwissenschaft verdankt. Könnte die Medizin nicht auf völlig einseitig naturwissenschaftliche Fächer zurückgreifen, würden wir uns immer noch mit der Medizin etwa des 17. Jahrhunderts herumschlagen. Galen und Paracelsus wären nicht ehrwürdige Gestalten der Vergangenheit, sondern denkbare Autoritäten wie z. B. Platon und Aristoteles in der Philosophie und in der Politischen Wissenschaft, den beiden Fächern, zwischen denen ich selbst sitze und von denen zumindest das eine nicht klug genug ist, offen zuzugestehen, daß es die Bezeichnung Wissenschaft gar nicht verdient.

Die Psychiatrie kommt also heute aus einem, um nochmals diese schöne Wendung von William James zu gebrauchen, tough-minded Kontext. Der Psychiater ist mit der ganzen Nüchternheit naturwissenschaftlicher Methodik ausgestattet.

Zugleich ist die Psychiatrie, so scheint mir, aber ein Fach, an welchem ständig die Grenzen naturwissenschaftlichen Denkens erlebt werden. Bei aller nüchternen Handfestigkeit seiner Ausbildung muß sich der Psychiater ständig auf andere Gebiete wagen: die Geisteswissenschaften, die Gesellschaftswissenschaften, die Theologie. Er hat es ja mit der Seele zu tun.

Aber wenn die Seele nicht recht mit naturwissenschaftlichen Theorien zu fassen ist, ist sie deshalb noch lange nicht mit anderen Arten von Theorien zu fassen. Dies schon allein deshalb, weil nichtnaturwissenschaftliche Theorien in den allermeisten Fällen gar keine Theorien sind. Was wir heute unter Theorie verstehen, hat außerhalb der Naturwissenschaften gar keinen rechten Sinn. Was man da Theorien nennt, läßt sich gar nicht sauber widerlegen, geschweige denn bewähren.

Insofern könnte die Psychiatrie als ein Modell-Fall eines an der Universität seit jeher vertretenen, aber seit rund hundert Jahren gern verschleierten Forschungs- und Lehrfaches gelten, nämlich desjenigen, das streng genommen gar keine *scientia,* sondern so etwas wie eine wissenschaftsabhängige *ars* ist. Ich bin schon seit vielen Jahren der Meinung, es sei Augenwischerei, die Universität als eine Stätte allein der Wissenschaft anzusprechen. Sie vermittelt auch Erfahrung und Können. Und die Psychiatrie könnte eine Anregung dafür sein, uns dies wieder zuzugestehen – in einer Zeit, in der auch das Törichtste sich gerne als Wissenschaft verkleidet, und es allmählich anständiger wird, ein Mensch zu sein, der sich einigermaßen systematisch eine gewisse auf Weisheit hintendierende Erfahrung und darüber hinaus ein Können angeeignet hat. In der griechischen Antike wurden die Ärzte zu den *demiourgoi,* den Handwerkern gezählt, von denen Aristoteles am Anfang seiner Metaphysik schreibt, in Fragen des Konkreten seien sie meist ausgewiesener als die Wissenschaftler. Jenen, die an Universitäten tätig sind, mag es demütigend erscheinen, wenn sie sich zugestehen müssen, daß sie streng genommen keine *epistéme* betreiben, sondern vielmehr nur – warum eigentlich nur? – ein Handwerk beherrschen. Aber Demut ist eine Tugend, die ein wenig intensiver zu üben gerade uns Wissenschaftlern gut anstehen würde. Nach der klassischen Vorstellung ist ja Demut die Bereitschaft, sich seinsgerecht zu erfassen, sich so zu sehen, wie man im großen, letztlich kosmischen Zusammenhang ist; und gerade dies haben wir an den Universitäten trotz (oder vielleicht wegen) allerlei Demokratisierungsverrenkungen ein wenig verlernt.

Hat die Psychiatrie eine schlechte Presse?

W. Langenbucher

„Hat die Psychiatrie eine schlechte Presse?" Ich denke, Sie als Psychiater wissen das am besten; Sie wären eigentlich kompetent, dies zu beurteilen. Ihre innerpsychiatrische Antwort allerdings ist so eindeutig, daß Ihnen fast schon das Fragezeichen hinter meinem Titel als ein Skandal erscheinen muß. Sie sind sich – so habe ich in der Literatur gesehen – absolut einig: Die Psychiatrie hat eine schlechte, ja eine miserable, eine indiskutable Presse. Dieses Urteil geht zurück auf frühe Studien Ende der 60er und Anfang der 70er Jahre, wo es beispielsweise hieß, daß die Berichte der Massenmedien über psychiatrische Probleme „ein Musterbeispiel an unsachlicher und tendenziös anmutender Berichterstattung" sind. (1) Diese Überzeugung beherrschte auch noch das Weißenauer Symposium von 1977, wo es als ein Publikumshit bezeichnet wurde, einerseits den Psychiatern zu unterstellen, sie hielten Gesunde gegen ihren Willen in den Kliniken fest, und ihnen andererseits vorzuwerfen, sie vernachlässigten den Schutz der Öffentlichkeit, weil sie psychisch Kranke vorzeitig und fahrlässig aus der Anstalt entließen. (2)

Ende 1978 fand in Konstanz der Jahreskongreß der „Deutschen Gesellschaft für Psychiatrie und Nervenheilkunde" statt, und die *Frankfurter Rundschau* berichtete über diese Jahrestagung unter dem Titel: „Sie fühlen sich ungeliebt und unverstanden – Presseschelte auf der Jahrestagung der deutschen Gesellschaft für Psychiatrie". „Sie werden nicht geliebt und fühlen sich unverstanden. Und darunter leiden sie, die deutschen Psychiater. Kaum ein anderes Thema fand auf dem diesjährigen Jahreskongreß ein solches Echo wie die Frage, ob ‚die Psychiatrie in den Medien noch eine Chance' hat." Dem *Spiegel,* der *Zeit,* dem *Sozialmagazin, psychologie heute,* dem *stern* und der *Frankfurter Rundschau* wurden eine „besonders verfälschende, radikale und jeder Korrektur gegenüber uneinsichtige Berichterstattung" vorgeworfen. (3) Beim zweiten Weißenauer Symposium (1981) wurde diese Klage wiederholt. „Die Geschichte der psychiatrischen Berichterstattung durch die Massenmedien liest sich in den Augen der Nervenärzte wie eine Serie von katastrophalen Mißverständnissen, Entstellungen und Anfeindungen." (4)

Zu einem anderen Bericht über das gleiche Symposium referierte *Selecta* aus dem Vortrag des Vorsitzenden der Bundesfachvereinigung Leitender Krankenpflegekräfte: „Den psychiatrischen Pflegekräften ist praktisch die Berufsgrundlage genommen. Sie werden beschimpft, verdächtigt, verunglimpft, auf die Anklagebank gezerrt; selbst ihre Angehörigen rücken von ihnen ab. Sie sind so unsicher und fluchtbereit geworden, daß teilweise die Therapie lahmgelegt wird." (5)

Als ich mir diesen Sachverhalt klargemacht hatte, hätte ich eigentlich fairerweise diesen Vortrag absagen müssen. Denn: Was bleibt mir, als Sie zu langweilen, wenn ich nun belege, wovon Sie ohnehin überzeugt sind? Mein einziger Trost: Ich wäre mir Ihres Wohlwollens sicher. Denn das gewähren wir bekanntlich dem, der uneingeschränkt unsere Meinungen und Vorurteile bestätigt. Da ich aber davon ausgegangen bin, daß es zum Mittagessen ein bayerisches Bierfaß geben wird und nun eine gewisse Müdigkeit das Auditorium beherrschen wird, habe ich mir vorgenommen: Ich verscherze mir lieber Ihr Wohlwollen, indem ich Ihnen widerspreche – in der Hoffnung, daß ich Sie dann vielleicht nicht langweile.

Ich behaupte also: Die Psychiatrie hat eine gute Presse, und ich versuche, die zitierten Behauptungen zu falsifizieren, nicht zu belegen. ‚Presse' möge dabei für Tageszeitungen ebenso stehen wie für massenhaft verbreitete Jugendbücher, für ein Fernsehspiel ebenso wie für die Titelgeschichten eines Nachrichtenmagazins oder für die Unterhaltungsliteratur. Also die ganze fast unüberschaubare Bandbreite moderner Massenmedien.

Der Ausgangspunkt meines Versuches ist die Lage der Psychiatrie in der Bundesrepublik Deutschland, wie sie sich Mitte der 70er Jahre darstellte, als — gewiß in diesem Zusammenhang das markanteste Faktum — eine Sachverständigenkommission dem Bundesminister für Jugend, Familie und Gesundheit Ende 1975 ihre Enquête vorlegte, den *Bericht über die Lage der Psychiatrie in der Bundesrepublik Deutschland*. Dieser Bericht zeigte an vielen Stellen, an wieviele kommunikative Voraussetzungen eine Reform der Psychiatrie geknüpft ist, die von dieser Enquête ja angestoßen werden sollte. Da gibt es zum Beispiel die Hinweise darauf, daß nur eine über psychische Probleme aufgeklärte Bevölkerung auch mithelfen könne, eine bessere Psychiatrie zu realisieren. Da ist von einer reformbegleitenden und von einer reformunterstützenden Informationsarbeit die Rede. (6)

Bezogen auf solche Forderungen und vor dem Hintergrund der allgemeinen Ergebnisse der Enquête ist meine These, daß die Psychiatrie in den 70er Jahren eine ausgesprochen gute Presse hatte. Gut, indem ich die Presse daraufhin ansehe, ob sie die Funktion erfüllt, das zu vermitteln, das zu verlautbaren, was die offizielle — wie heute schon einmal gesagt wurde —, die seriöse, die etablierte psychiatrische Wissenschaft als Quelle der Berichterstattung zu bieten hat; was die Mehrheitspositionen, was die organisierten Interessen und was die herrschenden Lehren und Schulen zu sagen haben.

Dafür einige Beispiele: Schon 1976 wird in einer Arbeit, die hier in diesem Hause entstanden ist, bezüglich der Tagespresse „überrascht" die „gute Sachkenntnis und das lebhafte Interesse an den Fragen der Psychiatrie" festgestellt. (7) Ich bin dann weiter der Frage nachgegangen, wie sah es in Fernsehsendungen aus, wie in Jugendbüchern und in Fernsehspielserien. Dabei stößt man dann auf solche Dokumente journalistischer Arbeit wie etwa die Serie von Dokumentarspielen des ZDF, Mitte der 70er Jahre ausgestrahlt, mit dem Titel *Notsignale,* einer Fernsehreihe nach Fällen des Max-Planck-Instituts für Psychiatrie. Hier war ein Fachberater bei der Gestaltung der Drehbücher und bei der Gestaltung der Filme vollkommen mitintegriert in die Erarbeitung dieser Serie von Filmen aus der praktischen Psychiatrie. Er hat sich dazu geäußert, welche Erfahrungen er im Umgang mit dem Medium Fernsehen gemacht hat: „Der Fachberater strebte eine möglichst umfassende, stimmige und damit komplexe Darstellung einer psychischen Störung an, Autor und Regisseur mußten auf einem interessanten und schönen Film bestehen. Das Dilemma: Eine psychiatrisch richtige Figur war filmisch ohne Fleisch und Blut; eine psychiatrisch richtige und aus fachlicher Sicht interessante Entwicklung wäre filmisch womöglich langweilig geworden. Dagegen gefährdete filmische Dramatik die psychiatrische Alltäglichkeit einer Störung. Diese Spannung, dieser Zielkonflikt, bleibt bestehen und kann, das ist zu hoffen, fördernd und kreativ genutzt werden." Und weiter: „Die Begegnung mit dem Medium Fernsehen ist für den Fachberater die Herausforderung, über seine Sprache und sein Vorstellungsmodell hinausgehen zu können und es dem Fernsehen mit zu ermöglichen, vielen Menschen eine psychische Störung klar vor Augen zu führen." (8)

In der Tat hat diese Serie „Notsignale" vielen Menschen psychische Probleme nahegebracht. Die Zuschauerzahlen lagen in der Regel über 5 Millionen pro einzelner Sendung, und manche dieser Filme sind wiederholt worden und werden noch wiederholt.

Ein ganz anderes Medium: das Jugendbuch. In den 70er Jahren erschien von Ottmar Franz Lang ein Buch mit dem Titel *Regenbogenweg.* Ein Buch, in dem der Autor versucht, Kindern und Jugendlichen die gesellschaftliche Institution Psychiatrie am Beispiel eines Nervenkrankenhauses und seiner Patienten zu vermitteln. Gewöhnlich brechen Kinder- und Jugendbücher — so entnehme ich einer Studie über *Das Bild des psychisch Kranken in neueren Jugendbüchern* — bei der Thematik Psychiatrie ihre Darstellungen und Erzählungen da ab, wenn es um eine Einweisung in eine psychiatrische Anstalt geht. Typisches Zitat aus einem solchen Jugendroman: Kopfschmerzen. Als diese „(...) unerträglich wurden, ließ er sich zu einer ärztlichen Untersuchung bewegen. Das Resultat war niederschmetternd. Georg mußte sofort in eine Heilstätte gebracht werden." (10) Mehr wird nicht erzählt. Anders das Buch *Regenbogenweg*. Diesem bestätigte eine Rezensentin der *Süddeutschen Zeitung:* „Ein schwieriges Thema wird hier mit viel Sachkenntnis beschrieben. Selbst wenn der Klappentext nichts verriete über das Engagement des Autors: Die vielen konkreten und detaillierten Einsichten in die Welt der Gestörten, Behinderten könne nur von einem wiedergegeben werden, der diese Welt aus eigener Erfahrung kennt, sie verliert an Schrecken, wenn sie dargestellt wird." (11)

Wieder ein anderes Beispiel: die Darstellung psychischer Störungen in Fernsehsendungen, untersucht in einer psychologischen Diplomarbeit, und zwar herausgegriffen die bekannte Ratgebersendung *Die Sprechstunde — Ratschläge für die Gesundheit*. Diese Sprechstunde, moderiert von der Ärztin Antje Schaeffer-Kühnemann, gibt es seit 1972, also inzwischen über 10 Jahre. Die Untersuchung zeigt, daß seit 1972 in diesen wöchentlich ausgestrahlten Sendungen eine immer größere Zahl von Problemen aus dem Bereich der psychischen Gesundheit aufgegriffen wird: neurotische Störungen, affektive Störungen, psychophysiologische Störungen, Drogenkonsumstörungen, Sexualstörungen, geistige Retardierung, psychosoziale Probleme und unterschiedliche Behandlungsformen. In diesen Beiträgen, so zeigt dann die qualitative Analyse, werden in der Regel „die Ursachen psychischer Störungen in organischen, innerpsychischen oder Erbfaktoren gesehen." (12) D. h. es wird in der Darstellung dieser psychischen Störungen das sogenannte medizinische Modell zugrunde gelegt. „Die Behandlung psychischer Störungen liegt fast ausschließlich in den Händen von Medizinern, und zwar unabhängig davon, ob es sich um medizinische, psychotherapeutische oder sonstige Behandlungsformen handelt. Die Zuständigkeit der Mediziner für die Behandlung psychischer Störungen wird von der ‚Sprechstunde' nicht in Frage gestellt." (13) Häufig ist — wer diese Sendung kennt, weiß das —, daß diese Positionen durch Studiogäste vertreten werden. Hier traten in den einschlägigen Sendungen auf: 24 Ärzte, 7 sonstige Berufe (Psychologen, Soziologen, Sprachheilpädagogen) und 3 Betroffene. Andere helfende Berufe oder Betroffene, die über ihre Erfahrungen mit bestimmten Therapieformen berichten könnten, wurden nicht berücksichtigt." (14)

Auch hier, denke ich, ein eindeutiges Bild. Eine weitere Diplomarbeit unter dem Titel *Psychiatrieberichterstattung* befaßt sich mit Sendungen der unterschiedlichsten Art, wie sie im normalen Programm eines dritten Kanals vorkommen. Und zwar handelt es sich dabei auch wieder um eine Reihe von Ratgebersendungen aus einer Serie, die den Titel *Situationen: Ich und die anderen* hat, aus zwei Diskussionsforen, aus einer Reihe mit dem Titel *Im Gespräch* und dann um 6 Sendungen kürzerer Art, Magazinbeiträge, sogenannte Kurzfeatures. In der Zusammenfassung schreibt der Autor: „In der medialen Berichterstattung gewinnen zunehmend Sichtweisen aus der psychiatrischen Versorgung an Einfluß. Die journalistischen Informationsbeschaffungs- und -selektionsmechanismen begünstigen Sichtweisen aus der institutionalisierten Psychiatrie." Bevorzugt werden ranghohe und amtliche Informationsquellen, und durch die aktive Öffentlichkeitsarbeit dieser Quellen wird „vorrangig die Sichtweise der etablierten Psychiatrie wiedergegeben." (15)

Im einzelnen weist er das dann nach, ähnlich wie auch schon die erste Studie, an den zu Wort kommenden Personen, an den Experten und ihrer Profession. Er macht dann noch eine interessante Beobachtung: „Personen mit niedrigem Status haben – mit einer Ausnahme – einen geringeren prozentualen Anteil am Gesamtfilm, bei ihnen dominieren halbtotale bis weite Aufnahmen, sie agieren also meist im Hintergrund, und sie haben fast genauso wie die noch seltener vorkommenden Patienten nichts zu sagen. Das dürfte ein getreues Abbild der Realität in den Institutionen sein, wo diese Gruppen auch nichts zu sagen haben. Auch das bedeutet ‚Übernahme von Sichtweisen aus der psychiatrischen Versorgung'. Ich habe in den Filmen kein Beispiel gefunden, in dem der betreffende Journalist direkt einem Experten widersprach bzw. einen kritischen Einwand machte. Das gilt auch für Aussagen, die einen Widerspruch herausfordern müßten.

Interviewerin: ‚Und was sagen Sie zu dem Argument der Bezirke, was ja auch eine Forderung von Frau Huber ist, daß die somatisch Kranken den psychisch Kranken gleichzusetzen wären?'

Experte (Landesverband der Ortskrankenkassen): ‚Dieser Auffassung kann ich in keiner Weise zustimmen, denn Krankheit ist nur das, was geheilt werden kann, nicht das, an dessen Zustand bedauerlicherweise nichts mehr zu ändern ist.'" (16)

In der kommunikationswissenschaftlichen Forschung bezeichnet man derartige Sachverhalte als einen sogenannten „establishmentary bias", also eine Verzerrung zugunsten der etablierten Positionen und Interessen. Dies ist ein Resultat der Tatsache, daß Journalisten institutionalisierte und etablierte Informationsquellen bevorzugen. „Je höher der Status und je offizieller das Amt einer Person, desto eher wird sie als Informationsquelle gewählt." (17) Das gilt für die Presse ebenso und noch verstärkt für das Fernsehen, weil das Fernsehen gezwungen ist, wegen seines Visualisierungszwanges Personen zu zeigen.

Erlauben Sie mir an dieser Stelle eine nicht ganz ernst gemeinte Zwischenbemerkung, bevor ich zu einem anderen Test meiner These übergehe: Ist die eingangs zitierte Wahrnehmung einer schlechten Presse – angesichts der bisher referierten Ergebnisse – durch Sie als Psychiater nicht fast schon ein psychiatrisches Phänomen? Eine Art Verfolgungswahn? Den Sie mit psychiatrisch Ungeschulten, Politikern zum Beispiel, teilen? Eine wahnhaft verzerrte Wahrnehmung der Pressewirklichkeit, vielleicht eine Art neues Krankheitsbild, die Medienphobie? Jedenfalls könnte man, so glaube ich, angesichts dieser Realität der psychiatrischen Berichterstattung auch zu einem gegenteiligen Ergebnis kommen als die eingangs zitierten Stimmen: Wenn die Psychiatrie eine so gute Presse hat, dann ist gerade das eine schlechte Presse.

Zur Diskussion dieser These muß ich noch einmal zurückgehen auf meinen Ausgangspunkt, die Psychiatrie-Enquête. Dort heißt es ja auch, daß psychiatrische Probleme in der Bundesrepublik Deutschland um „wenigstens ein Jahrzehnt verspätet wahrgenommen" worden seien. Es gäbe „gravierende Mängel in der Versorgung." Vieles sei „dringend verbesserungsbedürftig". Insbesondere sei anzuklagen die „mißliche Lage der Fachkrankenhäuser". Es gäbe „grobe, inhumane Mißstände" und Defizite in der Versorgung. Die Situation der Forschung in der Bundesrepublik Deutschland sei, verglichen mit anderen, sogar mit kleineren Ländern, „beschämend". (18)

In einem Lehrbuch *Psychiatrie* kann man 1976 lesen: „Die psychiatrische Versorgung der Bevölkerung der Bundesrepublik ist ... von einer beispiellosen Rückständigkeit. (...) Nicht zuletzt teilt die Psychiatrie mit anderen ... sozialen Einrichtungen das Schicksal, Stiefkind einer Gesellschaft zu sein, in der privater Reichtum mit öffentlicher Armut noch immer hart kontrastiert. (...) (Die) Bundesrepublik (ist) ein medizinisches und soziales Entwicklungsland ... das nahezu jeden Vergleich mit dem Ausland scheuen muß." (19)

Wenn diese Feststellungen richtig sind – hat dann die Psychiatrie nicht eine viel zu gute Presse? Hat sie dann nicht eine schlechte, gute Presse? Schlecht, weil zu unkritisch? Zu harmlos angesichts einer problemgeladenen Wirklichkeit? Eine ‚gute' Presse wäre dann mehr als nur die Vermittlung der

Informationen aus den Pressestellen des Psychiatriesystems. Es wäre die Ermittlung, das Aufgreifen von Strukturproblemen, das Hinweisen auf Defizite der üblichen Problemdiskussion, der Versuch, einen Kommunikationsfluß nicht nur von oben nach unten, sondern auch von unten nach oben herzustellen. Presse also als eine Kontrollinstanz, wenn die normalerweise dafür vorgesehenen Institutionen und Mechanismen zeitweise versagen. Wenn festgefügte Machtverhältnisse die Manipulation der Öffentlichkeit zu bewirken versuchen, wenn mögliche Alternativen ausgeblendet bleiben.

Mein Testversuch zu der These, daß die Psychiatrie eine ‚gute' Presse hat, gilt der Frage, ob die Presse auch in diesem Sinne als eine gute Presse, als eine nicht nur – was ohnehin an Informationen zur Verfügung steht – verlautbarende Presse verstanden werden kann.

Ich meine, daß es auch dafür eine Fülle von Beispielen gibt. Dazu zählt beispielsweise der Versuch, psychische Krankheiten zu enttabuisieren. Gerade das Fernsehen hat dazu in den 70er Jahren eine Menge beigetragen. Beigetragen beispielsweise mit einem so bekannt gewordenen Film und Theaterstück wie *Das Leben des schizophrenen Dichters Alexander März* von Heiner Kipphardt; mit einem Fernsehspiel von Caroline Muhr mit dem Titel *Depressionen;* mit Filmen wie denen von Andreas Kettelhack, *Der Weg des Hans Monn* oder *Die Drehtür*. Mit derartigen Filmen, in denen etwas auf dem Bildschirm gezeigt wurde, was vorher schlechthin tabuisiert war, Bilder psychisch Kranker, Verläufe psychischer Krankheiten, hat das Fernsehen mitgeholfen, auf die Lage der Psychiatrie aufmerksam zu machen. (20)

Zweitens meine ich, daß die Psychiatrie darin auch in diesem kritischeren Sinne eine gute Presse hatte, daß der Journalismus in den 70er Jahren dazu beigetragen hat, psychiatrisch-wissenschaftliche Erkenntnisse zu popularisieren. Dazu gehört etwa auch ein Film wie der von Hans-Rüdiger Minow *Die Anstalt,* denn zu diesem Film haben die Experimente des amerikanischen Psychologen David H. Rosenhahn geführt, der ja bekanntlich eine Gruppe psychisch gesunder Menschen in verschiedene Anstalten schickte, ohne daß diese Simulanten entdeckt worden wären. Das mag problematisch sein, aber ich möchte dafür werben, auch in einer derartigen Veröffentlichung fachpsychiatrischer Erkenntnisse, die ja auch innerhalb des Faches Psychiatrie ohne Zweifel zum Nachdenken angeregt haben, etwas zu sehen, was eine gute Presse ist, weil es vielleicht eine größere Öffentlichkeit auf die objektiven Schwierigkeiten, auf die wirklichen Probleme psychiatrischer Therapie- und Diagnosemöglichkeiten aufmerksam macht.

Und ich möchte drittens zu dieser guten Presse jene Journalisten zählen, die sich als Treuhänder machtloser Patienten, aber auch machtloser Psychiater verstehen, die ja, so kann man es in der Fachliteratur lesen, häufig unter unzumutbaren Bedingungen, für die sie nicht selbst verantwortlich sind, ihrer Arbeit nachgehen müssen. Und mit einer solchen Überlegung, daß man den Journalisten als einen Treuhänder, als einen ‚Fiduziar' für den Patienten ebenso wie für den Psychiater versteht, müßte dann selbst ein solcher Vorgang wie die Veröffentlichung von Photos aus der Kinderabteilung in Haar in der Illustrierten *stern*, die durch einen Zivildienstleistenden dort gemacht wurden, noch als etwas für die Reform der Psychiatrie Förderliches akzeptiert werden. Jedenfalls hat das ein Richter getan, der diesem jungen Mann einen rechtfertigenden Notstand zuerkannte, und jedenfalls hat das eine Jury der Stadt München getan, die diesem jungen Mann die Ludwig-Thoma-Medaille verliehen hat! (21)

Ähnlich mag es mit Berichten über Skandale, über Mißstände in der Psychiatrie stehen, die zunächst als ein unerträglicher Eingriff in die heilende Arbeit erscheinen mögen, die aber in einer Perspektive der längerfristigen Reform unzumutbarer Zustände vielleicht doch eine Hilfe darstellen könnten. Wir wissen aus vielen Untersuchungen in anderen Zusammenhängen, daß Reformen, gar einschneidende Reformen, in unseren Mediengesellschaften der Bevölkerung vermittelt, populär gemacht, in die Bevölkerung hineingetragen werden müssen. Und da mag dann selbst das Aufgreifen eines so prekären Themas wie das der Elektroschock-Therapie, über das ja die fachwissenschaftliche Diskussion durchaus kontrovers ist, auch ihren Nutzen haben. Da mag dann sogar ein Artikel seinen Nutzen haben, wie die *Spiegel*-Titelgeschichte vom 17. 3. 1980 *Pillen in der Psychiatrie – Der sanfte Mord*. (22) Von dieser Story sagte die Zeitschrift *Selecta,* sie sei „ein Musterbeispiel von bedenken- und gewissenloser Verunsicherung". (23)

Ausgangspunkt des *Spiegel* ist der in der Fachliteratur ja nicht umstrittene Sachverhalt, daß es einen Mißbrauch von Psychopharmaka gibt. Der Artikel verwendet als Quellen dann beispielsweise die „Kommission für Verstöße der Psychiatrie gegen die Menschenrechte", Argumente von Psychiatriekritikern, von Psychiatriehäretikern, die „Deutsche Gesellschaft für soziale Psychiatrie", Zahlen aus einer Studie von Asmus Finzen über Nebeneffekte bei unterschiedlichen Psychopharmaka, verschiedene in- und ausländische Forscher und schließlich noch eine Reihe von Wissenschafts- und Fachjournalisten. Und er macht dann aufgrund dieser Quellen darauf aufmerksam, daß auch Psychopharmaka, so heilsam sie in vieler Hinsicht zweifellos sind und ein so großer Fortschritt sie in der Psychiatrie sind, nicht die – so Zitat eines Psychiaters – „eigene Ohnmacht und Hilflosigkeit" der Psychiatrie gegenüber vielen Krankheiten vom Tisch wischen konnten. Weiter wird resümiert, daß die Ursachen der wichtigsten Psycholeiden nach wie vor unbekannt sind, so daß auch innerhalb des psychiatrischen Systems selbst, insbesondere bei jüngeren Psychiatern, die Opposition sowohl gegen den Elektroschock wie gegen Psychopharmaka wächst und es deshalb eine wachsende Minderheit von Reformpsychiatern gibt.

Dieser Artikel also war, so kann man es interpretieren, ein Versuch, bestimmte in der Fachdiskussion durchaus kontrovers diskutierte Zusammenhänge einer größeren Öffentlichkeit bekannt zu machen und sich dabei allerdings relativ einseitig auf die Seite einer Minderheit zu stellen und für diese Minderheit eine quasi treuhänderische Rolle zu übernehmen. Aber ob es angesichts der auch in der Fachdiskussion durchaus strittigen Sachverhalte, die durch entsprechende Quellen belegt waren, wirklich berechtigt ist, da von einem „Musterbeispiel von bedenken- und gewissenloser Verunsicherung" zu sprechen, das möchte ich in Frage stellen.

Ein letzter Hinweis in diesem Testlauf: Wenn die Feststellungen der Enquête von Mitte der 70er Jahre stimmen, dann sollte man für eine reformbegleitende Informationsarbeit auch halten, wenn ein zunächst unangenehmer Skandal — gewiß eine Spezialität der Medien — dabei hilft, diejenigen Verantwortlichen zu gewinnen, die gebraucht werden, um unzureichende Verhältnisse des psychiatrischen Systems ändern zu können. (24)

Ich hätte — zugegebenermaßen — auch einen ganz anderen Vortrag halten können und muß deshalb das, was ich bisher gesagt habe, natürlich relativieren. Ich hätte auch genügend Belege gefunden, Sie zu langweilen, indem ich Ihre eingangs zitierten Urteile untermauert hätte. Ich war holzschnittartig und einseitig. Aber immerhin, wenn ich diesen zweiten, möglichen Vortrag hinzunehme, dann meine ich doch, resümierend sagen zu können, daß die Psychiatrie heute eine normale Presse hat. Keine bessere und keine schlechtere als — sagen wir — die Politik oder die Wirtschaft oder andere wissenschaftliche Disziplinen. Unterstellt, die zitierten Psychiater hätten recht mit ihrer tiefen Überzeugung von einer schlechten Presse, dann gilt: Die Psychiatrie hat die Presse, die sie sich selbst macht. Sei es durch schlechte Psychiatrie, die es ja wohl auch gibt (das sind dann die angeblich von der Presse verallgemeinerten Einzelfälle), sei es durch eine schlechte Öffentlichkeitsarbeit, sei es durch eine folgenreiche Medienscheu. Eine schlechte Presse ist die Schuld einer schlechten Psychiatrie in Verbindung mit einer schlechten oder mangelnden Öffentlichkeitsarbeit. Und die schlechte Presse der Vergangenheit war „nicht zuletzt auch das Produkt der Abkapselung psychiatrischer Institutionen gegenüber eben dieser Öffentlichkeit" (25) und ist heute, wie sich zeigen ließe, eine Folge der Mängel der Öffentlichkeitsarbeit des psychiatrischen Systems selbst. Gerade diese hat sich in der zweiten Hälfte der 70er Jahre aber offensichtlich ganz entscheidend verbessert, wie an den Ergebnissen der Untersuchung über die Psychiatrie-Berichterstattung im Fernsehen abgelesen werden kann.

Ich möchte aber noch eine andere, relativierende Bemerkung machen: Die Wirkung der Presse auf das allgemeine Publikum sollten Sie als Psychiater nicht überschätzen. Im Vergleich zu Ihrer täglichen Wirkung einer guten, Krankheiten heilenden Psychiatrie ist vermutlich die Wirkung der Presse nur sehr marginal und nur sehr kurzfristig. Aber Sie sollten die Wirkung der Presse auch nicht unterschätzen, was die positive Wirkung auf die für die Psychiatrie Verantwortlichen anlangt, also die Politiker, die Stadt- und Gemeinderäte oder die Beamten in den Ministerien und in den Verwaltungen.

Das stand übrigens auch schon in einem der einschlägigen Gutachten von Asmus Finzen, im Anlageband zur Psychiatrie-Enquête: „Nicht so sehr die Uneinsichtigkeit oder mangelnde Bereitschaft zur Auseinandersetzung sind die Hauptursache der bestehenden Vorurteile und Stereotype gegenüber psychisch Kranken, sondern die jahrzehntelangen Erfahrungen mit einer unzulänglichen psychiatrischen Krankenversorgung. (...) Ein erfolgreich behandelter psychisch Kranker (ist) hervorragende Öffentlichkeitsarbeit, während ein vorzeitig entlassener, mit Medikamenten vollgestopfter und schon deshalb behinderter Patient an der Arbeitsstelle und zu Hause schlechte Öffentlichkeitsarbeit leistet." (26)

So gilt vielleicht, was die Schweizer Journalistin Verena Grendi, die in dreijähriger Arbeit eine mehrteilige Serie über psychisch Kranke gemacht hat, beim ersten Weißenauer Symposium 1977 sagte: „Die empörenden Mißstände in der Psychiatrie hätten schon früher beseitigt werden können, wenn sie vor den Journalisten nicht so ängstlich geheimgehalten worden wären." (27)

Anmerkungen

(1) Wieser St, zit nach Scherer KR im Anhang zum „Bericht über die Lage der Psychiatrie in der Bundesrepublik Deutschland" (im folgenden Enquête), S 1147

(2) vgl „Selecta" Nr 34 vom 21. 8. 1978, S 2891

(3) Segbers K (1978) In: „Frankfurter Rundschau" Nr 223 vom 7. 10. 1978, S 13

(4) Faust V (1981) Psychiatrie – Rotes Tuch der Massenmedien? In: Tempo Medical Nr 9, Mai, S 45

(5) T-S (1981) Psychiater und Journalisten probierten in Weißenau den Brückenschlag. In: „Selecta" Nr 24 vom 15. 6., S 1880

(6) Enquête, S 16, S 80

(7) Dilling H (1977) Psychisch Kranke im Vorurteil der Öffentlichkeit. In: Therapie der Gegenwart. 119. Jahrg, H 9, S 10

(8) Heyse H (1977) In: ZDF (Hrsg) Fernsehspiel im ZDF. H 16, S 69
vgl Schneider I (1978) Film als Vehikel? Anmerkungen zur Reihe „Notsignale". In: medium, 8. Jahrg, H 9

(9) Kagelmann HJ, Zimmermann R (Hrsg) (1982) Massenmedien und Behinderte. Beltz, Weinheim Basel, S 162

(10) Zit von Kagelmann H, Zimmermann R, S 612 aus Sophie Gasser: „Es war nicht leicht"

(11) Roth B (1977) In: Süddeutsche Zeitung, 19./20. 2. 1977

(12) Nuber U (1981) Die Darstellung psychischer Störungen in Fernsehsendungen. Psych Diplomarbeit, Universität München, (unveröffentl Manuskript), S 133

(13) Nuber U: S 134

(14) Nuber U: S 135

(15) Groß W-D (1982) Psychiatrieberichterstattung. Psych Diplomarbeit, Universität München, (unveröffentl Manuskript), S 131

(16) Groß W-D: S 162

(17) Groß W-D: S 127/128

(18) Enquête, S 4, S 413

(19) Bauer M, Bosch G, Freyberger M, et al. (1976) Psychiatrie. Thieme, Stuttgart, S 30, S 36

(20) Weitere Hinweise vgl Tholen LGChr (1978) Filme über Psychiatrie. In: medium, 8. Jahrg, H 1; Evangelische Akademie Tutzing: Film und Psychiatrie, Wochenendtagung vom 23.-25. 10 1981

(21) vgl Husemann R (1977) Medaille mit Kehrseite. In: Süddeutsche Zeitung, Nr 116 vom 21./22. 5. 1977, S 17

(22) Ich bin nach meinem Vortrag darauf angesprochen worden: selbstverständlich bezieht sich meine Beurteilung nicht auf den Titel. Sein Bestandteil der „sanfte Mord" ist ganz und gar indiskutabel und unentschuldbar.

(23) „Selecta" Nr 22, 1980, S 2319

(24) vgl Bauer M im Anhang der Enquête, S 1121/1122

(25) Segbers K (Anm 3), S 13

(26) Asmus Finzen. In: Anhang der Enquête, S 1138

(27) Zit bei Thielepape M (1977) Medienscheu der Psychiatrie? In: Die Rheinpfalz Nr 250 vom 27. 10. 1977

Psychiatrie im erzählten Text.
Zur Problematik von Diagnosen
in Literatur und Literaturwissenschaft

W. MÜLLER-SEIDEL

Der Arzt, der es den Tag über mit kranken Menschen zu tun hat, so kann man gelegentlich hören, will am Abend anderes lesen als Krankengeschichten in literarischer Form. Was heißen soll: er hat Anspruch auf schöne Literatur, diese im althergebrachten Sinne verstanden. Ansprüche wie diese sind ganz unbestreitbar. Nur muß man wissen, daß man sich mit einem solchen Literaturverständnis den Zugang zur modernen Literatur weithin verstellt, in der zunehmend auch wissenschaftlich relevante Sachverhalte zur Sprache gebracht werden. Denn wo Krankengeschichten erzählt werden, geht es stets auch um medizinische Wissenschaft und um den Beruf derjenigen, die ihn ausüben. Aber Krankheiten können sehr Unterschiedliches bedeuten. Es gibt solche mit einem Anflug von Feudalität wie die Tuberkulose von einst, deren Verläufe Thomas Mann in seinem Roman *Der Zauberberg* so eindringlich schildert; und es gibt weniger angesehene, zu denen die meisten psychischen Krankheiten gehören. Sie haben es am schwersten gehabt, in die Literatur Eingang zu finden. Selbst ein für neue Denkweisen so aufgeschlossener Arzt wie Sigmund Freud war hier nur zögernd zum Umdenken bereit. Er sehe seine Patienten lieber in der Sprechstunde als auf der Bühne, hat er gelegentlich bemerkt; und wenn Kurt Schneider noch 1922 in seinem Vortrag *Der Dichter und die Psychopathologie* die Darstellung psychotischer Gestalten in der Literatur bestreitet, so ist dies aus der Zeit heraus durchaus zu verstehen. Sein germanistischer Kollege Friedrich Gundolf dachte in diesem Punkt nicht grundsätzlich anders: Er verdachte Kleist die Hysterien, die er in einer Tragödie wie der *Penthesilea* dargestellt habe — wie der marxistische Denker Georg Lukács auch, der solche Auffassungen bereitwillig übernahm und zum Literaturdogma erhob, indem er der Moderne im ganzen Dekadenz unterstellte. Daß solche Auffassungen heute kaum noch Geltung beanspruchen, ist nicht zuletzt den wissenschaftlich gebildeten Schriftstellern zu danken. Unter ihnen sind im deutschen Sprachbereich drei Ärzte vor anderen zu nennen, die in ihren Anfängen auch als Nervenärzte tätig gewesen sind, ehe sie sich mit psychiatrischen Themen in ihrem literarischen Werk befaßten: Es sind dies Arthur Schnitzler, Alfred Döblin und Gottfried Benn. Damit sind Annäherungen zwischen beiden Gebieten in mehrfacher Weise gegeben. „Man lerne von der Psychiatrie, der einzigen Wissenschaft, die sich mit dem seelischen ganzen Menschen befaßt", schreibt Döblin 1913 in der expressionistischen Zeitschrift *Sturm;* und wenigstens seit dieser Zeit ist es berechtigt, von Psychiatrie im literarischen Text zu sprechen. Ich beschränke mich hier auf erzählte Texte und auf solche medizinisch gebildeter Autoren von Büchner bis Kipphardt in erster Linie.

Aber so sehr die moderne Literatur allen Grund hat, von den Wissenschaften Kenntnis zu nehmen, von denen sie sich umgeben sieht — es kommt ihr gleichwohl nicht zu, in ihnen aufzugehen oder zu verschwinden. Sie hat ihre eigene Funktion und ihren eigenen Sinn, und ein bekanntes Wort Goethes —„Das Gedichtete behauptet sein Recht wie das Geschehene..." — gilt für klassische wie für moderne Literatur gleichermaßen. Die Krankengeschichte in literarischer Form, von der wir behelfsweise gesprochen haben, ist in ihrer Funktion wie in ihrer Struktur etwas qualitativ völlig anderes als die ärztliche Anamnese, die sich in Krankenblättern oder Krankenberichten niederschlägt. Anamnese und Diagnose sind in der ärztlichen Praxis eng aufeinander bezogen. Im literarischen Text kommt der Diagnose eine nur untergeordnete Bedeutung zu. Aber das wird in meiner eigenen Wissenschaft nicht überall so gesehen. Das Wort Diagnose gebraucht man auffällig gern. Das hängt möglicherweise mit dem Hang zu strenger Rationalität und zu Analysen jeder Art zusammen; und daß der Literatur wie der Kunst überhaupt auch therapieartige Funktionen zukommen, gerät womöglich in Vergessenheit. Untersuchungen über Schnitzler werden mit Begriffen wie Diagnose und Dichtung bezeichnet, als hätte man es mit Synonyma zu tun. *Zur Diagnose des Wiener Bürgertums im Fin de siècle* ist ein Buch (von R. P. Janz und K. Laermann) überschrieben, das sich mit demselben Schriftsteller befaßt. *Kafkas Diagnose des 20. Jahrhunderts* lautet der Titel eines Vortrags, der demnächst, anläßlich des Kafka-Jahres (von Wilhelm Emrich) gehalten wird. Von *Diagnose der Zeit* wird in einer Schrift zur Theorie des modernen Dramas (von P. Szondi) gesprochen. Hier wie andernorts versteht sich Diagnose als Gesellschaftsdiagnose. Aber kann es eine solche eigentlich geben? Folgt man den Erörterungen Wolfgang Wielands, so hat man es wenigstens mit einer begrifflichen Ungenauigkeit zu tun: „Die Diagnose hat vielmehr immer den Einzelfall, nämlich den individuellen Patienten, vor Augen", führt er in seiner Schrift *Diagnose. Überlegungen zur Medizintheorie* aus. Nicht weniger ausgeprägt ist die Neigung zum Gebrauch bestimmter diagnostischer Begriffe, die man in der Praxis der Psychiatrie eher umgeht, als daß man sie plakativ verwendet. *Literatur und Schizophrenie* heißt eine Sammlung mit Aufsätzen verschiedener Autoren, die fragen läßt, weshalb man nicht das Verhältnis der Literatur zur Psychiatrie im ganzen erörtert, einschließlich der affektiven Psychosen und anderer psychischer Krankheiten, die es ja auch noch gibt. Eine in diesem Grenzgebiet angesiedelte Studie über das Werk des frühen Hofmannsthal (von G. Wunberg) trägt den in meinem Sprachverständnis unbefugten Titel *Schizophrenie als dichterische Struktur*. Sodann aber die literarhistorischen Diagnostiker mit dem ausgeprägten Erkenntnisinteresse, das erzählte Krankheitsgeschehen möglichst eindeutig auf den Begriff zu bringen, damit man den exakten Naturwissenschaften zeigen kann, wer man ist. Alfred Döblins Erzählung *Die Ermordung einer Butterblume,* 1910 erschienen, wird zum Beispielfall. Gewisse Symptome schizophrenen Charakters sind kaum zu bestreiten, und natürlich wußte Döblin, wovon er sprach. Er hatte 1905 bei Alfred Erich Hoche in Freiburg über *Gedächtnisstörungen bei der Korsakoffschen Psychose* promoviert. Aber die Diagnostiker unter den Interpreten wollen es genau wissen. Man habe es mit der exakten Beschreibung einer Psychose zu tun, lesen wir im Nachwort zur Ausgabe (von Walter Muschg); und wir lesen über denselben Text (in einer alten Schrift von Leo Kreutzer): „Die Erzählung ‚Die Ermordung einer Butterblume' ist also allem Anschein nach ohne direkte literarische Einübung unmittelbar aus psychiatrischer Anschauung entsprungen... Die Erzählung ist eine regelrechte Schizophrenie-Studie." Daß dieselbe Erzählung auch als Spießersatire aufgefaßt wird, als Satire auf einen Spießer, den andere als einen Krankheitsfall verstanden sehen wollen, sei vorerst nur am Rande vermerkt. Aber als bevorzugtes Versuchsfeld zur Ermittlung von Diagnosen im literarischen Text scheint sich das erzählerische Werk Arthur Schnitzlers immer erneut anzubieten. An dem armen Fräulein Else hat man nahezu alles ausprobiert, was an ihrem Fall auszuprobieren war: Opfer eines Ödipuskomplexes, Exhibitionismus und natürlich vor allem: Hysterie. Aber die gesellschaftskritischen Aspekte wurden über solch einseitigen Erkenntnisinteressen zumeist übersehen. Sie beruhen darin, daß die in Geldnot geratenen Eltern den Körper der eigenen Tochter verkaufen, was die psychische Verwirrung verständlich macht. Schnitzlers letzter Erzählung *Flucht in die Finsternis* (1931) sucht man gar mit Differentialdiagnosen beizukommen. Diese Erzählung vor anderen wird zur Fallstudie degradiert, als käme es auf den Text als literarisches Kunstwerk gar nicht mehr an. Es sind vorwiegend die an der Lehre Sigmund Freuds orientierten Literaturbetrachter, die Interpretation mit Diagnose verwechseln und das, was an solchen Texten noch immer Dichtung ist, entsprechend verfehlen. Das gibt zu denken; denn es bleibt eines der unbestreitbaren Verdienste Freuds, gegenüber dem, was man um 1900 als therapeutischen Nihilismus bezeichnete, auf Therapie gedrängt zu haben, um das vielfach einseitige Interesse an Diagnosen zu reduzieren. „Präzise Diagnosen, die ja immer nur wenige Jahre galten, bis irgend ein neuer Kraepelin erstand, die waren jetzt ganz unwichtig geworden", heißt es 1912 in einem Beitrag aus der Schule Freuds (von Isidor Sadger). Aber die Praxis der späteren Freud-Schüler, wenn sie Literatur betrachten, sieht anders aus, vor allem in Amerika. Dort macht man an literarischen Texten immer erneut die Krankheitsbilder fest, die man aus der Lehre Freuds bereits kennt. Personen im Text werden wie Personen in der Wirklichkeit behandelt. Literatur wird zum Demonstrationsmaterial psychoanalytischer Lehren.

Ein derart vorrangiges Interesse an Diagnosen steht im Widerspruch zu manchen heutigen Denkweisen in innerer Medizin, Psychiatrie und anderen Disziplinen, in denen man die Grenzen einer vorwiegend an der Diagnose orientierten Medizin untersucht und vielfach auch im kritischen Sinn erörtert. *Die Kritik am Diagnosebegriff* heißt ein Kapitel in dem schon genannten Buch von Wieland. Erst recht stehen solche Interessen im Widerspruch zu den Texten selbst. In den *Rönne*-Novellen Gottfried Benns werden Symptome beschrieben, die auf eine schizophrene Psychose schließen lassen. Aber im Text der Novellen werden solche Begriffe nicht gebraucht. Sie werden ausgespart wie in Döblins schon genannter Erzählung auch. Diese ärztlich gebildeten Erzähler entwickeln in der Darstellung psychischer Krankheit einen Stil der Diskretion, der die Phänomene genau beschreibt, aber die Klassifizierung mit Absicht vermeidet. In Schnitzlers Novelle *Flucht in die Finsternis,* die den Fall einer Paranoia behandelt, werden die Klassifizierungen am Schluß der Erzählung ausdrücklich thematisiert und kritisiert. Die eilfertige Diagnose — „Verfolgungswahn. Wer konnte daran zweifeln?" — und die Ablehnung jeder Diagnose stehen sich schroff und unvermittelt gegenüber. Es gibt den Arzt mit fachlichem Können, aber ohne Zuwendung; und es gibt den anderen, der Zuwendung bezeugt, aber ohne fachliches Können. Die Synthese, auf die es ankäme, bleibt offen. Auch in Kipphardts Krankenbericht, der den diagnostischen Begriff herausfordernd im Titel der Fernsehfassung gebraucht – *Leben des schizophrenen Dichters Alexander März* – fehlt es an Überlegungen wie diesen keineswegs, wenn sich der Arzt Dr. Kofler notiert: „Die Diagnose Schizophrenie schien mir manchmal nichts anderes als ein diskriminierendes Werturteil zu sein."

Solche Kritik am vorrangigen Interesse für Diagnosen im literarischen Text darf nicht mißverstanden werden. Weder wird hier einem diagnostischen Nihilismus das Wort geredet, noch wird dem Dichter zugestanden, mit Phänomenen der Wissenschaft umzugehen, wie es ihm beliebt. Er muß sich auskennen, wenn er sich auf Wissenschaft einläßt; und er darf dem Psychiater Alfred Erich Hoche, lebte er noch, so wenig Anlaß zum Spott bieten wie nur möglich – zu dem Spott nämlich, daß die Poeten Krankheitsbilder beschreiben, von denen sie nichts verstehen: wie in seiner Sicht Goethe, als er den Harfner im Roman *Wilhelm Meisters Lehrjahre* schuf. Als ob die Psychiatrie dieser Zeit, so darf man Hoche entgegenhalten, nicht ihrerseits auf dem Weg zu sich selbst gewesen wäre und vieles von dem nicht wissen konnte, was wir heute wissen. Von historischem Denken ist ja niemand dispensiert. Aber mit dem heutigen Wissensstand hat der moderne Schriftsteller auf jeden Fall zu arbeiten. Die sachliche Richtigkeit, die mit naturalistischer Darbietung nicht zu verwechseln ist, muß gewährleistet sein. Es muß stimmen. An einem Dramentext Franz Werfels *(Der Schweiger)* beanstandet Schnitzler mit Recht die unzutreffende Darstellung der Krankenmotive: „Eine etwas bizarre Krankengeschichte, den medizinischen Erfahrungen der Psychopathologie in keiner Weise entsprechend, medizinisch und dichterisch gleich willkürlich durchgeführt... Es war nicht notwendig, einen total unmöglichen Krankheitsfall zu erfinden." Doch ist die sachliche Richtigkeit nur Voraussetzung, nicht Ziel. Der literarische Text hat nicht die Aufgabe, diagnostisch benennbare Krankheitsbilder erzählerisch zu illustrieren. Krankheit wird in schöner Literatur nicht um ihrer selbst willen dargestellt. Sie kann immer nur ein Mittel neben anderen sein, damit ein Sinnzusammenhang erkennbar wird, damit es zu Erkenntnis kommt. Um einen solchen Sinnzusammenhang geht es in moderner und in klassischer Literatur, wie gegenüber dem vielfach vorrangigen Interesse an Diagnosen geltend zu machen ist. Daher ist es auch unzutreffend, Georg Büchners berühmte Erzählung *Lenz,* in der wie in keinem Text des 19. Jahrhunderts moderne Literatur vorweggenommen wird, als eine Schizophrenie-Studie zu bezeichnen, mit nachträglicher Verwendung des von Eugen Bleuler eingeführten Begriffs, gegen den nichts einzuwenden ist. Aber als fraglich muß der Begriff „Studie" bezeichnet werden, den Gerhard Irle in seinem ansprechenden Buch über den psychiatrischen Roman gebraucht. Mit Studie bezeichnen wir im allgemeinen eine Gattung der wissenschaftlichen Literatur; und mit der Alternative kann man nicht recht einverstanden sein, daß man das medizinisch Richtige im literarischen Text als Studie bezeichnet und als literarisches Kunstwerk, was medizinisch nicht stimmt. Daß es sich im Fall Büchners trotz der medizinischen „Richtigkeit" um ein literarisches Kunstwerk handelt, ist in der gebotenen Kürze zu zeigen.

Büchner beschränkt sich in der Darstellung des Krankheitsgeschehens keineswegs auf den individuellen Fall. Er bezieht die Umwelt von vornherein als mitwirkend ein. Auch dadurch kann der Ablauf als in Grenzen veränderbar, als nicht in jeder Hinsicht determiniert aufgefaßt werden. Die für den Ablauf entscheidende Beziehung ist diejenige des kranken Dichters zum Pfarrer Oberlin, der ihn in sein Haus aufgenommen hat. Der Pfarrer ist zur Bezugsperson ganz in dem Sinne geworden, wie die moderne Psychologie dieses Wort heute gebraucht. Mit der Beziehung zu dieser Person sieht sich der kranke Dichter in einer Kommunikation, die ihn vor grauenhafter Isolierung und Einsamkeit bewahrt. Diese Beziehung wird durch den Besuch Christoph Kaufmanns gestört, einer historischen Person im fiktionalen Text, wie ja auch Lenz und Oberlin solche Personen sind. Von Lavater über Gebühr protegiert, erfreut sich der Lügenprophet Kaufmann, wie er in der Literaturgeschichte gelegentlich genannt wird, keines sehr hohen Ansehens. Im Text der Erzählung wird er als ein Anhänger der idealistischen Periode bezeichnet. Dieser also, der als Gast eingekehrte Kaufmann, nimmt Lenz eines Tages beiseite und eröffnet ihm, daß dessen Vater geschrieben habe und daß er, der Sohn, zu seinem Vater zurückkehren möge. Das bringt Lenz in Angst, in tiefe Unruhe und in heftige Erregung. Denn der Vater, von Beruf Kaufmann, ist vorzüglich am Nützlichen interessiert, und der als Gast eingekehrte „Wunderapostel" denkt, wie Lenzens Vater denkt: „Kaufmann sagte ihm, wie er sein Leben hier verschlendre, unnütz verliere, er solle sich ein Ziel stecken, und dergleichen mehr." In dieser für Lenz schwierig gewordenen Situation, in der er sich gern an den Pfarrer Oberlin gehalten hätte, begibt sich dieser mit Kaufmann auf eine Reise in die Schweiz. Nach der Rückkehr macht sich Oberlin die Auffassungen Kaufmanns zu eigen; es heißt: „Dabei ermahnte er ihn, sich in den Wunsch seines Vaters zu fügen, seinem Berufe gemäß zu leben, heimzukehren. Er sagte ihm: ‚Ehre Vater und Mutter' und dergleichen mehr." Das wenig Hilfreiche solchen Redens bringt Büchner jedesmal in der abfällig gemeinten Wendung „und dergleichen mehr" zum Ausdruck. Diese Ansprache bringt den kranken Lenz vollends außer sich. Im Text heißt es: „Über dem Gespräch geriet Lenz in heftige Unruhe; er stieß tiefe Seufzer aus, Tränen drangen ihm aus den Augen, er sprach abgebrochen. ‚Ja, ich halt es aber nicht aus; wollen Sie mich verstoßen?'" Danach der bewegende Satz: „Nur in Ihnen ist der Weg zu Gott." Das soll heißen: nur dort ist Gott noch vernehmbar, wo noch menschliche Kommunikation vorhanden ist. Indem der Seelsorger aber so denkt, wie andere auch denken, indem er sich in Floskeln und Formeln ergeht und die Abneigung Lenzens gegenüber dem eigenen Vater nicht im mindesten begreift, sieht sich der Kranke auf furchtbare Weise verlassen. Damit wirft die Erzählung indirekt die medizinisch nicht zu entscheidende Frage auf, ob die Krankheit so hätte ausbrechen und verlaufen müssen, wenn Lenz in seiner Daseinsnot besser verstanden worden wäre, als es hier geschieht. Die Erzählung Büchners hat ihr erzählerisches Ethos in einem Verhalten der anderen, wie es sein sollte, aber nicht ist. Dieses Ethos mündet ein in einen Begriff, der für die moderne Psychologie und Psychiatrie von größter Bedeutung geworden ist. Auch im Text unserer Erzählung gibt es ihn. Es ist derjenige des Verstehens. Bei Büchner heißt es: „Man muß die Menschheit lieben, um in das eigentümliche Wesen jedes einzudringen; es darf einem keiner zu gering, keiner zu häßlich sein; erst dann kann man sie verstehen..." Das sagt Lenz; genauer müßte es heißen, daß Büchner den kranken Lenz solches sagen läßt; denn beide sind hier ganz einer Meinung, und es ist der Erzähler der Novelle, wenn man will, Büchner, der das größte Maß des Verstehens aufbringt. Das hat Folgen bis in die Erzähltechnik hinein, indem wiederholt aus der Perspektive der Figur heraus erzählt wird; und wenigstens partiell identifiziert und solidarisiert sich Büchner als Erzähler mit dem kranken Dichter. Ein solches Ethos des Verstehens ist auch andernorts der Sinnbezug, der über den vermeintlich unabwendbaren Ablauf der Krankheit hinausführt; so bei Heym, bei Schnitzler oder bei Kipphardt. Ein Wort Robert Musils bezeichnet sehr genau das, was in moderner Psychiatrie und in moderner Literatur offensichtlich gleichermaßen wichtig ist. Bei Musil heißt es: „Das Verstehenwollen gehört zu den wenigen unbestreitbaren Funktionen, die dem Geist noch geblieben sind."

Da es um Sinnbezüge von Krankheit geht, wird verständlich, daß nicht jeder Kranke und nicht jede Form psychischer Krankheit für den literarischen Text zu gebrauchen sind. Es kommt auf Auswahl der Situationen und der Personen an.

Der dumpfe Friseurgehilfe Woyzeck, der 1824 in Leipzig hingerichtet wurde, aber wegen Unzurechnungsfähigkeit, wie aus den Akten hervorgeht, nicht hätte hingerichtet werden dürfen, war als diese biographische Person so nicht zu gebrauchen. Er war in seinem menschlichen Niveau zu heben. Büchners Lenz, wie Benns Doktor Rönne oder Kipphardts März sind nicht beliebige Kranke, sondern kranke Dichter, denen schon aufgrund ihres Dichtertums ein bevorzugtes Interesse gebührt. Die Erzählungen Büchners, Döblins, Benns oder Schnitzlers handeln nicht von irgendeiner Phase des Krankheitsverlaufs, sondern vom Einbruch eines psychotischen Geschehens. Das Bewußtsein ist noch in hohem Maße beteiligt, ehe es überwältigt wird. Für die meisten der hier in Frage stehenden Krankheitsgeschichten gilt, was sich Schnitzler gelegentlich notiert: „Man entdeckte ferner ... eine Art fluktuierendes Zwischenland zwischen Bewußtem und Unbewußtem *(Aphorismen und Betrachtungen)*. Es sind vornehmlich die Grenzsituationen, für die man sich interessiert. Es sind Situationen von allgemeiner Bedeutung wie diejenige des Menschen in der modernen Welt, die im literarischen Text mit Hilfe von Krankheit oder mit Hilfe bestimmter Krankheitssymptome zu verdeutlichen gesucht werden. Die Stichworte heißen Spaltung und Entfremdung; und sofern es mit diesen Begriffen um Krankheit geht, wird sie als das erkennbar, was sie im literarischen Text ist: als Metapher, die auf etwas Allgemeines – auf die Situation des Menschen in der modernen Welt – verweist. Damit ist der Punkt erreicht, an dem gezeigt werden kann, wie nachhaltig und tiefgreifend das Bild des Menschen zu Beginn unseres Jahrhunderts durch moderne Psychologie und Psychiatrie mit geprägt worden ist, das im 19. Jahrhundert so entscheidend durch Evolutions- und Deszendenztheorie geprägt worden war.

Zunehmend wird man sich gegen Ende des 19. Jahrhunderts bewußt, daß die Einheit des Charakters nicht mehr als verbürgt gilt, aus der heraus bis dahin noch unbefangen und unbekümmert erzählt worden war. Die zeitgenössische

Psychiatrie bestätigt solche Wahrnehmungen. Im Wien der Jahrhundertwende liest man zwei Bücher vor anderen, die geeignet waren, Beunruhigung zu verbreiten: *Les maladies de la personnalité* (1885) von Theodule Ribot und von dem amerikanischen Psychiater Morton Prince *The dissociation of a personality* (1906). Seit Bleulers Vortrag vor der Jahresversammlung des Deutschen Vereins für Psychiatrie (1908), deutlicher und für alle lesbar seit 1911, ersetzt man im Anschluß an Eugen Bleuler Kraepelins Begriff der Dementia praecox durch das aus der griechischen Sprache entlehnte Wort Schizophrenie und bezeichnet damit „die elementarsten Störungen in einer mangelhaften Einheit, in einer Zersplitterung und Aufspaltung des Denkens, Fühlens und Wollens..." (W. Schulte). Auf dem Hintergrund solcher Einsichten und Erfahrungen versteht sich derjenige Text Hofmannsthals, den man als das herausragende Dokument der Moderne ansieht: den fiktiven Brief, den ein junger Lord (Philipp Chandos) an Francis Bacon richtet. Der Schreiber dieses Briefes spricht rückblickend von einer Krise, die er als eine Krankheit des Geistes bezeichnet; und die Erfahrungen, die dieser Krankheit zugeordnet werden, sind solche der Teilung und der Spaltung: „Es zerfiel mir alles in Teile, die Teile wieder in Teile, und nichts mehr ließ sich mit einem Begriff umspannen." Solche Erfahrungen sind um 1910 zu Grunderfahrungen der modernen Literatur geworden, die man in dichterische Darstellungen umzusetzen sucht. Sie finden ihren Ausdruck in Vorgängen der Entfremdung und der Depersonalisation. In mehreren ganz unabhängig voneinander entstandenen Erzähltexten wird fast um dieselbe Zeit derselbe Vorgang dargestellt: daß die eigenen Gliedmaßen, Hände oder Füße, als selbständig sich vom Körper ablösende Teile wahrgenommen werden: eine Empörung der Teile gegenüber dem Kopf.

Das wohl bekannteste Beispiel findet sich in Kafkas berühmter Erzählung *Die Verwandlung*: „Seine vielen, im Vergleich zu seinem sonstigen Umfang kläglichen dünnen

Beine flimmerten ihm hilflos vor den Augen." Aber eine Krankengeschichte — quod esset demonstrandum — ist es nicht. Daher lassen wir den Vorgang hier auf sich beruhen. Denselben Vorgang beschreibt Döblin in der Erzählung *Die Ermordung einer Butterblume* (1910) wie folgt: „Inzwischen gingen seine Füße weiter. Die Füße begannen ihn zu grimmen. Auch sie wollten sich zum Herrn aufwerfen; ihn empörte ihr eigenwilliges Vorwärtsdrängen. Diese Pferdchen wollte er bald kirren. Sie sollten es spüren. Ein scharfer Stich in die Flanken würde sie schon zähmen. Sie trugen ihn immer weiter fort... ‚Halt, halt!' schrie er den Füßen zu. Da stieß er das Messer in einen Baum." Man kann die Art dieser Selbstentfremdung als Ausdruck eines krankhaft psychotischen Geschehens interpretieren, aber doch nur partiell. Der Sinn der erzählten Geschichte geht in einem bestimmten Krankheitsbild nicht auf. Was gezeigt werden soll, ist zweifellos der Verlust einer Identität, ein gebrochenes und widerspruchsvolles Verhältnis des Menschen zur Natur, die der Kaufmann Michael Fischer beherrschen will und der gegenüber er sich gleichwohl schuldig fühlt. Solche Schuldgefühle widerlegen die eindeutige Festlegung auf eine schizophrene Psychose. Darüber hinaus hat die Erzählung eine gesellschaftskritische Komponente, die den in seiner Identität gestörten Kaufmann einbezieht. Das ist nur möglich, wenn man Krankheit in einem übertragenen Sinne versteht: als gestörtes Verhältnis von städtischer Zivilisation und einfacher Natur, das über den Bewußtseinshorizont des vermeintlich schizophrenen Kaufmanns hinausgeht. Als eine regelrechte Schizophrenie, wie gesagt worden ist, hat man den Text Döblins hoffnungslos mißverstanden; und über dem einseitigen Interesse an der Diagnose wird der Sinnbezug verdeckt, auf den es ankommt. Die Erzählung hält Ausschau nach einem neuartigen Verhältnis von Mensch und Natur, das nicht mehr ausschließlich auf Beherrschung angelegt ist. Der Text fragt nach Synthesen, für die es gleichwohl „Problemlösungen" im Sinne der exakten Naturwissenschaften nicht gibt.

Von Gottfried Benn, der 1911 als junger Arzt von der Berliner Universität mit einer Abhandlung über die Ätiologie der Pubertätsepilepsie ausgezeichnet wurde — von Gottfried Benn wissen wir, daß er die Phänomene der Depersonalisation studierte, ehe er den Novellenzyklus *Gehirne* schrieb. Er äußert sich hierüber rückblickend in einer seiner autobiographischen Schriften: „... ich vertiefte mich in die Schilderungen des Zustandes, der als Depersonalisation oder als Entfremdung der Wahrnehmungswelt bezeichnet wird..." Das Selbständigwerden der eigenen Gliedmaßen, die Wahrnehmung von Spaltung, Trennung und Entfremdung, beschreibt er in den folgenden Sätzen: „Oft, wenn er von solchen Gängen in sein Zimmer zurückkehrte, drehte er seine Hände hin und her und sah sie an... Auch in der Folgezeit beschäftigte er sich viel mit seinen Händen... Oft fing er etwas höhnisch an: er kenne diese fremden Gebilde... Aber gleich verfiel er wieder: sie lebten in Gesetzen, die nicht von uns seien, und ihr Schicksal sei uns so fremd wie das eines Flusses, auf dem wir fahren... um zwölf chemische Einheiten handele es sich, die zusammengetreten wären nicht auf sein Geheiß und die sich trennen würden, ohne ihn zu fragen." Die Formen der Depersonalisation, die der Text am Fremdwerden der eigenen Hände beschreibt, kann man mit einigem Recht dem Krankheitsbild des schizophrenen Formenkreises zuordnen. Im Novellenzyklus Benns bleiben sie Episode. Krankheit hat auch hier die Funktion einer Metapher: als Erfahrung eines äußerst gefährdeten Daseins, eines bloßen Daseins im Gegensatz zur Existenz, wie sie im Akt des künstlerischen Schaffens erfahren wird. Auch hier geht es um Synthesen — aber um solche, die es nur noch in Augenblicken gibt.

Beide Erzählungen verwenden Krankheitssymptome, die durch moderne Psychiatrie, direkt oder indirekt, vermittelt sind. Aber sie bedienen sich solcher Symptome als Metaphern: nicht um klinische Krankheitsbilder poetisch auszumalen, sondern um Sinnfragen zu stellen und Zusammenhänge aufzuzeigen, in denen sich monokausale Denkweisen zumeist verbieten. Beide Texte, die Symptome der Spaltung und der Depersonalisation in metaphorischer Funktion gebrauchen, deuten über die dargestellten Symptome hinaus; und sie sind an ihrer Überwindung interessiert. Aber es ist ein Kennzeichen der Moderne und ihrer Literatur, daß sie sich allen eilfertigen Synthesen verweigert. Doch genau hier liegt der eigentliche Berührungspunkt zwischen Medizin und Literatur: Er liegt nicht im Gebiet der Diagnosen, sondern in der Therapie, auch diese als Metapher verstanden. Denn natürlich wird ein psychisch kranker Mensch durch Lektüre guter Literatur oder durch Schreiben eigener Bücher nicht ohne weiteres gesund – obgleich es das Beispiel Fontanes gibt, dem sein Hausarzt 1892 vor Einweisung in eine Nervenklinik den Rat gab, einmal etwas ganz anderes zu schreiben und die eigene Kindheit aufzuzeichnen. Dieser hausärztlichen Empfehlung, mit der auch die Wiederherstellung der Gesundheit verbunden war, hat man das herrliche Buch *Meine Kinderjahre* zu danken. Eine in Ton und Temperament höchst anregende Schrift von Adolf Muschg – *Literatur als Therapie? Ein Exkurs über das Heilsame und das Unheilbare* – ist geeignet, über dem vorwaltenden Interesse an Analysen und Diagnosen die therapieartige Funktion, die der Literatur innewohnt, deutlicher zum Bewußtsein zu bringen. Denn wie Wissenschaft vermittelt auch sie Erkenntnisse auf ihre Art, der im literarischen Text eine therapieartige Bedeutung zukommt. Das ist zugleich der Sinn dessen, was Robert Musil 1911 in einem bedeutenden Essay darlegte, als er es unternahm, die Darstellung des Unanständigen und des Kranken in der Moderne zu rechtfertigen: „Und auch die Kunst sucht Wissen", heißt es in diesem Essay; „sie stellt das Unanständige und Kranke durch seine Beziehungen zum Anständigen und Gesunden dar, das heißt nichts anderes als: sie erweitert ihr Wissen vom Anständigen und Gesunden."

Ehe? Verhältnis? — Oder was?
Zur Beziehung zwischen Juristerei und forensischer Psychiatrie

H. SCHÜLER-SPRINGORUM

Mit dem Thema habe ich mir etwas eingebrockt. Ob ich wohl zum *Verhältnis* der beiden Disziplinen etwas ausführen könnte, hatte der Veranstalter gefragt; und da war mir eben sogleich die Mehrdeutigkeit des Worts „Verhältnis" eingefallen. Sofort häuften sich die Assoziationen: Geistert nicht seit langem die Rede von der „Konvention" zwischen Psychiatrie und Justiz durch die Literatur, vom „Pakt" gar oder „Bündnis" (1)? Begriffe wie diese weisen auf institutionelle Verfaßtheit hin, auf eine strukturell abgesicherte Zusammengehörigkeit, schwierig zu lösen, — ehe-ähnlich (2). Wie lieblich klingt dagegen die Rede vom „Engel der Medizin", verführerisch zumindest in Juristenohren, verhältnis-trächtig; nur daß, wie Musil uns belehrt, dieser Engel, wenn er nur „längere Zeit den Ausführungen der Juristen zugehört hat, sehr oft seine eigene Sendung vergißt. Er schlägt dann klirrend die Flügel zusammen und benimmt sich im Gerichtssaal wie ein Reserveengel der Jurisprudenz" (3).

Allzu wörtlich genommen reizt unser Thema also zu Verfremdungen und Aphorismen aller möglichen Art. Wo fände sich z. B. in der Beziehung zwischen beiden Disziplinen die emotionale Komponente, die sicher nicht zufällig in der Ehe-Variante als Liebe *zu*einander, in der anderen als Leidenschaft *für*einander bezeichnet wird? War Tilmann Mosers *Repressive Kriminalpsychiatrie* vielleicht die Streitansage eines von *beiden* Partnern verschmähten Dritten? Oder ließen sich gar, analysierten wir nur tief genug, auch homophile Komponenten im Miteinander von Juristerei und forensischer

Psychiatrie aufdecken? Wir werden sehen, daß jede im anderen zumindest ein bißchen auch die eigene Spezies sucht — aber davon später. Überhaupt sei das Assoziative am Thema ab sofort ganz der je eigenen Phantasie des Hörers überlassen und dieses selbst, sine ira oder sonstwas, wie folgt reflektiert.

Juristerei und Psychiatrie: eine Mésalliance?

Als fundamental verschieden werden die zwei Disziplinen in der Regel deshalb bezeichnet, weil die eine eine Sollens-, die andere eine Seinswissenschaft sei. Man kann diese Aussage, unbeschadet all ihrer Richtigkeit, aber auch auf den Kopf stellen. Recht und Rechtswissenschaft werden dann zu einer Art Naturerscheinung, die forensische Psychiatrie zu einem reinen Kunstprodukt. Das geht ganz einfach, nämlich so:

Als normative Ordnung, wertgebunden und möglichst auch verhaltenssteuernd, ist das Recht eine so frühe *Kultur*leistung, daß man es wohl mit Fug als zur *Natur* des Menschen, jedenfalls als eines sozialen Wesens, zählen darf. „Naturrecht" wäre sonst ein Unbegriff. Auch soll der lange Weg von den frühesten Formen des Rechts her (und die frühe Nähe von Priester, Arzt und Richter) hier nicht interessieren. Hergenommen sei lediglich *unsere* heutige Rechtsordnung als „natürliches" Attribut *unserer* heutigen Gesellschaft, auch *unsere* Gerichtsbarkeit als das ihr entsprechende Organ, um Recht in Erinnerung zu halten und zu bringen. Wo ist *da* der Platz der forensischen Psychiatrie? Sie wird zur Antwort der Medizin auf einige wenige Rechtsfragen, genauer: zur medizinisch fachkundigen Ergänzung einiger weniger psychiatrisch verfremdeter Rechtstatbestände. Im Mittelpunkt stehen natürlich die am Krankheitsbegriff orientierten Tatbestände der §§ 20, 21 StGB; doch finden sie ihre Parallelen vor allem im Bereich der bürgerlichen Geschäfts- und Deliktfähigkeit, im Entmündigungs-, Vormundschafts- und Pflegschaftsrecht (4). Begriffe wie „Geisteskrankheit", „krankhafte seelische

Störung", „geistige Gebrechen", „Sucht", „erhebliche geistige oder seelische Regelwidrigkeit" oder „schwere Persönlichkeitsstörung" sind eben – mögen sie dem genuin psychiatrischen Vokabular nun näher oder ferner liegen – vom juristisch hausgemachten Vokabular jedenfalls noch viel weiter entfernt. Um sie in Recht umzusetzen, erscheinen die Juristen darauf *angewiesen,* sich fachfremd aufklären zu lassen. Um dies zu tun, muß die Psychiatrie ihrerseits aber stets sozusagen aus dem eigenen Felde gehen.

Das Besondere dieser Konstellation tritt noch deutlicher zutage, wenn man sie mit anderen Anlässen vergleicht, die Recht und Medizin zusammenbringen. Nehmen wir die gegenwärtig so aktuelle rechtliche Durchdringung des Arzt-Patienten-Verhältnisses. Wo es um das sog. therapeutische Privileg geht, um Inhalte und Grenzen der ärztlichen Aufklärungspflicht oder des Rechts eines Patienten auf Einsicht in seine Krankenakten, wo die Gerichte den einen oder anderen Inhalt, die eine oder andere Grenze postulieren und die medizinische Praxis mit diesem Aufklärungsformular und jenem Aktenführungstrick kontert (5), bleiben *beide* Disziplinen allemal in ihrem je eigenen Bereich: der Arzt im diagnostischen und therapeutischen, der Jurist im normativ definierenden und nach „seinen" Regeln entscheidenden. Das ist selbst dann noch so und nicht anders, wenn dieselben Rechtsfragen an eine *psychiatrische* Diagnose und Therapie herangetragen werden. Zwar mag sein, daß der Jurist sich diesem medizinischen Spezialbereich teils ehrerbietiger, teils auch argwöhnischer nähert, – einfach weil er es hier mit Leuten zu tun bekommt, die sich mit etwas befassen, was die Chirurgen bekanntlich nicht finden, der Seele nämlich, die viele Juristen doch selbst zu haben glauben. Das macht zwar die Grenzziehung zwischen Patientenrechten und einem etwaigen „psychiatrischen Privileg" um so vieles spannender, ändert jedoch nichts an der Ausgangslage, daß durch und durch juristische Fragen auf durch und durch medizinische – nur eben psychiatrische – Vorgänge treffen (6).

Was der *forensische* Psychiater – namentlich als Gutachter – tut, ist demgegenüber *medizinisch* stark *verkürzt:* Es fehlt der eigentlich ärztliche Teil all dessen, woraufhin er studiert hat: nämlich die Heilung. Er fehlt jedenfalls überwiegend, oft genug „prinzipiell", und zwar einfach deshalb, weil die erwähnten Fragestellungen des Rechts und der Gerichte sich für Therapie nicht interessieren, sie ausgeklammert haben. Selbst Prognosegutachten bilden eine Ausnahme nur scheinbar, insofern es etwas anderes ist, Heilungsaussichten gutachterlich abzuwägen, etwas anderes aber, selbst therapeutisch tätig zu werden. Die bekannten Konflikte zwischen gutachterlicher und ärztlicher Funktion blieben unverständlich, wenn die These von der medizinischen Verkürztheit der forensischen Psychiatrie nicht stimmte.

Dies (nur dies) war gemeint mit der Etikettierung der forensischen Psychiatrie als „Kunstprodukt". Schuld an diesem Artefakt, so erkennen wir weiter, trägt die Jurisprudenz; mit ihren Hilfewünschen, ja -postulaten speziell an die Psychiatrie hat sie deren *forensische* Disziplin überhaupt erst geschaffen (7). Oder sollen wir es wagen, den Urvater des Menschengeschlechts selbst zum ersten Juristen zu ernennen und in den folgenreichsten Schlummer aller Zeiten zu versenken? „Da nahm der Herr von Adams Rippen eine und baute ein Weib daraus, um ihm eine *Gehilfin* zu machen, die um ihn sei (8)." Mit dieser wohl nicht mehr zu überbietenden Grundlegung für die herrschende strafprozessuale Sachverständigenkonzeption haben wir zugleich festgeschrieben, was zu beweisen war: Erstens, ohne Jurisprudenz gäbe es keine forensische Psychiatrie; und zweitens, von einer Gleichstellung beider Disziplinen kann bis auf weiteres keine Rede sein. Nur: Wenn der eine bloß Gehilfe ist, immerhin aber Hilfe bietet, der andere solche Hilfe empfängt, sie also braucht – wer von beiden ist da eigentlich der stärkere Partner?

Juristen und forensische Psychiater: Probleme einer Beziehung

Lassen wir das Positionsgerangel! Die Zwischenüberschrift soll den Blick weglenken von den Abstrakta der beiden Fächer und hin auf die konkret agierenden Menschen und auf die Merkwürdigkeiten ihrer Interaktion. Statt „Was ist...?" also: „Wen finden wir?" Zunächst: *Akademiker* sind sie beide (9). Und sie begegnen einander — wenigstens überwiegend und im hier entscheidenden Zusammenhang — als *Praktiker*. Damit aber sind die Gemeinsamkeiten bereits mehr oder weniger erschöpft. Denn schon die Hintergründe ihres Zusammentreffens als Praktiker sind einigermaßen verschieden. Der Jurist (als Staatsanwalt, Rechtsanwalt, jedenfalls als Richter) trifft mehr oder weniger „zufällig" auf den Sachverständigen, wenn ein „Fall" den entsprechenden Bedarf produziert. Daß er ihn ggf. hinzuziehen *muß,* ist kein Gegenargument. Denn die Entscheidung, Richter, Staatsanwalt oder Rechtsanwalt zu werden, hatte im Zweifel nichts mit dem Interesse ausgerechnet für forensische Psychiatrie zu tun. Der Psychiater hingegen steht nicht „zufällig", sondern sozusagen „absichtlich" für die Aufgabe zur Verfügung. Daß er sie, wenn bestellt, grundsätzlich übernehmen *muß* (§§ 75–77 StPO), ist wiederum kein Gegenargument. Denn seine bewußte Vorentscheidung, (zumindest *auch*) Forensiker zu werden, macht ihn ja juristisch überhaupt erst eligibel (§ 73 StPO). Jurist und forensischer Psychiater begegnen einander in der *Praxis* (10) also von sehr unterschiedlichen Motivations- und Interessenlagen her. Man ist versucht, vom Gegensatz zwischen naiv und reflektiert zu sprechen; jedenfalls liegen schon hier manche Wurzeln für die Probleme ihres arbeitsteiligen Zusammenwirkens.

Diese Probleme sind wieder und wieder als *Verständigungs*probleme nachgezeichnet worden. Erinnert wird an die Diskussion um den Krankheitsbegriff mit allen seinen (und ihren!) Ausfächerungen. Um möglichst wenig Bekanntes zu wiederholen, sei hier nur auf ein Phänomen aufmerksam gemacht, das ich die „Subsumtion über Kreuz" nennen möchte. Die *eine* Hälfte dieses Vorgangs ist ebenfalls schon oft beschrieben: nämlich als die der juristischen Tatbestandssubsumtion nachgebildete Logik forensisch-psychiatrischer Gutachten bei der „Annahme" oder „Ablehnung" von „Merkmalen" (etwa der §§ 20, 21 StGB). Die Kritik hiergegen pocht zum einen auf das Reservat juristischer Letztentscheidungsbefugnis; zum anderen deutet sie die Übernahme des juristischen Raisonnements als Identifikation, ja Überidentifikation von Psychiatrie mit Recht (11). In jedem Fall verfehlt die psychiatrische Subsumtion im Zweifel das Gemeinte: Wo z. B. der Psychiater eine *„Voraussetzung* des § 20 StGB" als „vorliegend" unterbreitet, läuft das Aha-Erlebnis des Juristen im Zweifel auf die *Rechtsfolge* „Freispruch" hinaus.

Bisher weniger reflektiert erscheint die Spielart in umgekehrter Richtung: die Übernahme psychiatrischer Begrifflichkeit durch Juristen. Auch hier drohen Transportverluste und Sinnverfehlungen aller Art, und zwar gerade dort, wo man sich *nicht* darauf beschränkt, „die überzeugenden Ausführungen des Sachverständigen" en bloc dem Urteil einzuverleiben. Besonders Verteidiger, aber auch andere Gerichtspersonen machen sich nicht selten die löbliche Mühe, den Sachverständigen und seine „Sache" wirklich zu verstehen. Ob auch hierin ein Stück Lust an der Fremd-Identifikation (oder gar Überidentifikation) steckt, mag offenbleiben. Die Gefahr steckt hier in den Überschneidungsbereichen zwischen fachpsychiatrischer Nomenklatur und alltagssprachlicher Redeweise. Das beste Beispiel für die juristische Übernahme und Verwendung von etwas *so* vom Sachverständigen oft gar nicht Gemeintem liefert vielleicht der Psychopathiebegriff; doch die Beispiele ließen sich vermehren: Syndrom, Persönlichkeitsadäquanz, Affekt (12), Wahn usw.

Was tun? Rückzugspositionen wie des Juristen Sarstedt (13) berühmte Frage danach, wie es „im Kopfe des Täters zur Tatzeit ausgesehen" habe, oder wie der Vorschlag des Psychiaters Witter (14), den Nachweis der Schuldunfähigkeit mittels einer rein formalen Falsifikationsmethode zu führen, haben den Nachteil, eben *Rückzugs*positionen zu sein. Seitens *beider* Disziplinen ist gegenwärtig ein Bestreben zu erkennen, die Verständigung über forensisch-psychiatrische Befunde dadurch zu verbessern, daß diese Befunde in stärker objektivierter Form unterbreitet werden: An die Stelle der („intersubjektiv" gerade *nicht* replizierbaren) auf Erfahrung, Wissen und Können beruhenden Überzeugungskraft des Sachverständigen soll die von Testbefunden und quantifizierenden Methoden treten, die bisher eher Domäne der Psychologen war (15). Daß auch auf diesem Wege hermeneutische Probleme auftauchen werden, liegt zwar auf der Hand; dennoch wäre damit wohl wenigstens einiger Fortschritt in Sicht. Vielleicht aber kommt es nicht einmal hierauf gar so sehr an; denn die Probleme „liegen (wieder einmal!) tiefer":

Sie betreffen das Verständnis der forensischen Funktion selber. Ich beschränke mich nun ganz auf das Strafrecht, weil die forensische *Kriminal*psychiatrie ja wohl doch quantitativ wie qualitativ das Interesse an unserem Thema begründet. Und ausgespart sei wieder *eine* Funktion des forensischen Psychiaters, die bereits hinlänglich bekannt und bewußt geworden ist: die Funktion nämlich der *Entlastung* der Justiz. Daß insbesondere der Straf*richter* und er insbesondere bei der Frage, die ohnehin die Quadratur des Zirkels ist, nämlich der Feststellung der Schuld des Täters, die Hilfe des Gutachters als eine ihn selbst von der Aufgabe, Unlösbares zu lösen, wenigstens ein Stück weit befreiend erfährt, ist oft genug konstatiert worden. Von den beiden Partnern ist der *juristische* der, der *für seine Funktion* von der Beziehung profitiert; der psychiatrische dagegen muß sehen, wo er bleibt, – muß seinen Profit sich notfalls selber suchen.

Bisher weniger reflektiert, darum nicht minder virulent ist jedoch die Frage (anstatt nach dem Inhalt) nach der Wirkung der hier als „psychiatrie-haltige Tatbestände" bezeichneten

Gesetzesbestimmungen. Sie stellen, wie erinnerlich, die raison d'être der forensischen Psychiatrie und damit unseres Themas dar. Diese Tatbestände – nehmen wir wieder die Ex- und Dekulpationsgründe mit ihren Rechtsfolgen – stehen im Gesetz. Sie „gelten" also. Sie gelten – juristisch eine Platitüde – *allgemein.* Ihr Geltungsanspruch besagt z. B., daß *immer dann, wenn* (16) § 20 subsumierbar ist, der Täter ohne Schuld handelte, daß *immer dann, wenn* eine Dekulpation konstatierbar ist, der Richter über eine Strafminderung nachdenken muß, und *immer dann, wenn* zu einem Befund nach §§ 20, 21 StGB die in § 63 beschriebene Gefährlichkeit des Täters tritt, er im psychiatrischen Krankenhaus landet. Ich weiß nicht, ob es kriminologische Justizforschung, psychoanalytische Justizkritik oder forensisch-psychiatrische Selbstkritik war, die zuerst Zweifel daran aufkommen ließ, ob dem Geltungsanspruch etwas Wirkliches entspreche (17). Heute wissen wir, daß Anspruch und Realität meilenweit auseinanderklaffen. Die Findigkeit eines Verteidigers, die Sensibilität eines Staatsanwalts oder schon eines vernehmenden Polizeibeamten, der kriminologische Wissens- oder Nichtwissensstand eines Richters, das so oder so profilierte Renommé eines Gutachters, die Glücks- oder Unglücksfälle der Exploration, Art und Gewicht der Tat last not least: Das sind nur so einige der schier zahllosen Umstände, die bewirken, daß nur ein Bruchteil der Fälle, für die die psychiatrie-haltigen Tatbestände eigentlich „gelten", ihnen auch tatsächlich zugeführt wird (18).

Diese Erkenntnis muß, je mehr sie sich herumspricht, die Basis jedweder „Konvention" berühren; Selbst- und Fremdverständnis der gegenseitigen Funktionen geraten in Zweifel. Es sieht so aus, als seien die Psychiater im Problembewußtsein insoweit ein wenig voraus, doch die Juristen ziehen nach. Die *Reaktionen* beider auf solches Bewußtwerden, das sicher weh tut, fallen nun aber – soweit ersichtlich – markant unterschiedlich aus: Dem Juristen liegt nahe zu versuchen, Anspruch und Realität einander näherzubringen; das heißt, genauer auf Anlässe und Durchführung einer Begutachtung zu achten und die Anwendungsbreite der genannten Tatbestände auf möglichst verbesserter („objektivierter") Ebene jedenfalls *auszuweiten*. Der Psychiater hingegen wird eher zum *Rückzug* neigen. Denn wenn seine Funktion in foro so selektiv ist, daß das Recht, zu dem er beiträgt, rundherum ständig Lücken des Unrechts reißt, – wozu „hilft" er dann eigentlich?

Schon heute ist zu hören, daß es immer schwerer wird, genügend Sachverständige – und genügend qualifizierte – zu finden (19). Hinter dem Schwund wird schwindendes Interesse sichtbar, überhaupt als solcher zu fungieren. Um es noch deutlicher zu sagen: Auf ein und dieselbe Verunsicherung über die forensische Funktion, die beide Partner verbindet, reagiert der eine mit gesteigerter Nachfrage, der andere mit gemindertem Angebot. Die Beziehung selbst – Ehe, Verhältnis, Wohngemeinschaft oder was – steckt in der Krise.

Vorschlag einer Radikalkur

Oft schon habe ich mir überlegt, was eigentlich geschähe, wenn die Juristen die §§ 20, 21 StGB *ohne* Hilfe von Sachverständigen judizieren müßten. Klingt es sehr abwegig zu vermuten, daß der Unterschied gar so groß nicht wäre? Einen „Dammbruch" an Exkulpationen wüßten die Obergerichte wahrscheinlich zu verhindern. „Extreme" (weil evidente) Fälle von Schuldunfähigkeit würden wahrscheinlich nach wie vor ausgefiltert, möglicherweise schon in früheren Verfahrensstufen. Der Rest – vor allem also § 21 und die §§ 61 ff StGB – würde wahrscheinlich ein wenig umsortiert: Alltagswissen und Alltagsvorstellungen der beteiligten Juristen würden auf manchen bisher „unerkannten" Anwendungsfall der §§ 20, 21 aufmerksam werden lassen, dafür bliebe manch anderer, den erst der Sachverständige als Anwendungsfall präsentiert, am Leim der Schuldstrafe kleben. Viel *mehr* an Gerechtigkeit oder an Ungerechtigkeit käme per Saldo also kaum heraus. Sollte man da nicht die Beziehung zwischen Juristen und Psychiatern, die gerade in puncto Kooperation beim strafrechtlichen Schuldproblem so brüchig ist, von eben *dieser* Kooperation zu befreien trachten? Vielleicht würden dadurch sogar beziehungsstabilisierende Potenzen und Valenzen frei?

Auch wem dies arg radikal erscheint, möge einmal bedenken, wer letztlich davon profitieren könnte, wenn Juristen und Psychiater einander nicht mehr (oder wenigstens sehr viel seltener) in den geschilderten Problemen ihrer Partnerschaft in foro aufzureiben brauchten: Es wäre die (hier bislang sträflich vernachlässigte) Klientel der Beschuldigten und Angeklagten, der Probanden und Patienten. Denn in dem Maße, in dem die Frage der tatzeitbezogenen Diagnose zurückträte hinter entscheidungsrelevanten Details der Prognose (20), und mehr noch in dem Maße, in dem sich dasselbe vollzöge im Verhältnis von Prognosefragen zu Behandlungsfragen, könnte der Sachverständige sein Erfahrungswissen und sein Erfahrungskönnen sehr viel direkter, juristisch nicht verfremdet, sozusagen menschbezogen anstatt fallbezogen einbringen. Und der Jurist – dann wohl als Vollstreckungsrichter zumindest ebensooft wie als „erkennender" Richter – könnte seine Fragen sozusagen parallel statt kontradiktorisch, richtungsgleich weil interessengleich, eben auch menschbezogen statt fallbezogen an den Sachverständigen richten. „Liebe", hat mal jemand gesagt, „heißt nicht, sich ständig in die Augen gucken, sondern in dieselbe Richtung blicken." Eine Utopie?

Wohl doch nicht ganz. Der Umstand, daß unser zweispuriges Strafrecht das zweischneidige Schwert der *verminderten* Schuldfähigkeit kennt, verkompliziert sehr das forensische Spiel und läßt leicht vergessen, daß das *künftige* Schicksal des Delinquenten die eigentlich relevante Frage sein sollte. Nun hängt aber Schuldminderung oder Schuldausschluß bekanntlich zwar gelegentlich an einem Faden, keineswegs jedoch stets und vernetzt mit der Notwendigkeit oder Unnötigkeit einer Behandlung zusammen. Geradezu verfahrens- *und* gesamtökonomisch ließe sich daher das Postulat begründen, den ganzen Aufwand, den die Justiz mit dem „Gutachterwesen" treibt, auf letztere Fragestellung möglichst umzupolen.

Dabei ist freilich zu beachten, daß eine solche Umorientierung zugleich eine Population in den Blick rückt, die mit den herkömmlichen Objekten forensisch-psychiatrischer Tätigkeit nur partiell deckungsgleich und die *vor allem größer* ist (21). Denn unter den Aspekten Prognose und daraus abzuleitender psychiatrischer Therapie, oder auch: strafvollzugsgleicher Behandlung und daraus resultierender Prognose, bekommen Gerichte und Sachverständige es nicht nur mit „geisteskranken Rechtsbrechern (22)", sondern mit „geistig abnormen Rechtsbrechern" überhaupt zu tun. Auf der Grundlage eines „strukturell-sozialen Krankheitsbegriffs" hat Rasch jüngsthin die Verantwortung der Psychiatrie für den psychisch abnormen Täter schlechthin reklamiert, und zwar wegen der eben jenem Krankheitsbegriff immanenten *Behandlungs*-Indikation (23). Das desolate rechtliche Schicksal der Maßregel der sozialtherapeutischen Anstalt (24) lieferte und liefert ein gewichtiges Argument für seinen Appell an die Adresse seiner Zunft. Die „katastrophale Lage psychisch Kranker im Maßregelvollzug" (25) sollte gleichen Appellcharakter an die Adresse der Juristen haben.

Der Zwang zur Kürze, dem diese Darlegungen unterliegen, bringt den Vorteil mit sich, daß eine Skizze Skizze bleiben darf, die den Teufel dort läßt, wo er steckt: im Detail (26). Die sachlichen Vorteile meines Radikalkur-Vorschlags jedoch erscheinen mir derart evident, daß sie kaum noch der fünf Schlußsätze bedürfen:

(a) In den Mittelpunkt gemeinsamer juristischer und forensisch-psychiatrischer Anstrengungen würde endlich eine Population treten, die bislang — theoretisch und vor allem praktisch — der Ping-Pong-Ball der Disziplinen war.

(b) Für die Strafjuristen wäre ein Grund und Anreiz mehr gegeben, sich den Rechtsfolgen ihres Tuns — und zwar den unmittelbaren, den mittelbaren und den mittel-mittelbaren – zuzuwenden. (c) Die Psychiater dürften ihr eigentliches Metier endlich auch forensisch einsetzen, nämlich Arzt und Therapeut zu sein (27). (d) Das Zusammenwirken beider Professionen wäre nicht länger vor allem durch die Schwierigkeit geprägt, über Fragen aneinander vorbeizureden, die letztlich für beide fachfremd sind. Und (e): Fortan wäre überflüssig, unsere Beziehungsprobleme zwischen Juristerei und forensischer Psychiatrie zu diagnostizieren, denn sie – die Probleme selbst – wären sozusagen therapeutisch überholt; nach gelungener Radikalkur würde auch mir nicht mehr im Traume einfallen zu fragen: Ehe? Verhältnis? Folie à deux? – oder was?

Anmerkungen

(1) Krauss D (1973) Richter und Sachverständiger im Strafverfahren. ZStW 2 : 320 ff, 341 pp; Moser T(1971) Repressive Kriminalpsychiatrie. Suhrkamp, Frankfurt, S 30 ff u. passim.
(2) „Seit Beginn der europäischen Psychiatrie besteht zwischen ihr und der Justiz ... eine recht intensive Ehe", so Crefeld W (1983) über das Verhältnis zwischen Juristen und Psychiatern. In: Crefeld W, Fabricius D, Mrozynski P, Rotter F, Schulte B (Hrsg) Recht und Psychiatrie. Psychiatrie-Verlag, Rehburg-Loccum, S 7 ff, S 10
(3) Musil R (1952) Der Mann ohne Eigenschaften. Rowohlt, Hamburg, S 244
(4) §§ 6, 104, 114, 827, 1896 ff, 1910 BGB; vgl auch zB § 75 Abs 2 S 2 JWG, §§ 43 Abs 3 JGG, § 72 BSHG mit DVO
(5) Literatur und Judikatur zur ärztl. Aufklärungspflicht sind schon kaum mehr zu erfassen; vgl statt vieler Beiträge von Möllhoff und von Helmchen (1981) In: Bergner M (Hrsg) Psychiatrie und Rechtsstaat. Luchterhand. Für das Thema Akteneinsicht gilt fast dasselbe; die beiden Urteile des BGH vom 23. 11. 1982 (vgl NJW 1983, 328 ff, 330 ff) äußern sich nicht nur zum „therapeutischen Privileg" und zur „dualen Aktenführung", sondern enthalten auch weitere Hinweise auf Judikatur und Literatur.
(6) So gesehen ist zwar die forensische Medizin ein Teil der Rechtsmedizin (besser: des Medizinrechts), nicht aber die forensische Psychiatrie (s. u.).
(7) Moser T a. a. O. (oben Anm 1) spricht vom „Juniorpartner im Bündnis" (S 32).
(8) Genesis 2 V. 21, 22, 18 (Luther-Übersetzung).
(9) Außer acht bleiben muß hier die straf*richter*liche Funktion der *Schöffen*.

(10) Der *theoretisch-wissenschaftliche* Austausch erscheint demgegenüber wesentlich eindeutiger motiviert; doch gibt die juristische Theorie dem juristischen Praktiker insoweit wohl (noch) weniger mit auf den Weg als die psychiatrische ihrem Forensiker.
(11) Moser T a. a. O. (oben Anm 1) S 33, 35 pp mit zahlreichen Nachweisen; Pfäfflin F (1978) Vorurteilsstruktur und Ideologie psychiatrischer Gutachten über Sexualstraftäter. Enke, Stuttgart
(12) Dazu vgl Mende W (1979) Die „tiefgreifende Bewußtseinsstörung" in der forensisch-psychiatrischen Diagnostik. In: Festschrift für P. Bockelmann. München, S 311 ff; Rasch W (1980) Die psychologisch-psychiatrische Beurteilung von Affektdelikten. NJW 24 : 1309 ff
(13) Sarstedt W (1968) Auswahl und Leitung des Sachverständigen im Strafprozeß. NJW 5 : 177 ff, 181
(14) Witter H (1983) Richtige oder falsche psychiatrische Gutachten? Mschr Krim 5 : 253–266
(15) Diverse interdisziplinäre Beiträge in: Mschr Krim 6 (1983) (Schwerpunktheft)
(16) Vgl Engisch K (1977) Einführung in das juristische Denken, 7. Aufl. Kohlhammer, Stuttgart, S 13; Diederichsen U (1970) Traditionelle Logik für Juristen. Jur A 5 : 765 ff, 775 ff
(17) Vgl Plewig H-J (1983) Funktion und Rolle des Sachverständigen aus der Sicht des Richters. R v Deckers Verlag, G Schenk, Heidelberg Hamburg; Heinz G (1982) Fehlerquellen forensisch-psychiatrischer Gutachten. Kriminalstatistik-Verlag, Heidelberg; Moser T (Hrsg) (1971) Psychoanalyse und Justiz. Suhrkamp, Frankfurt; Meyer J-E (1981) Der psychiatrische Sachverständige und seine Funktion im Strafprozeß. Mschr Krim 4 : 224 ff; Rasch W (1982) Richtige und falsche psychiatrische Gutachten. Mschr Krim 5 : 257 ff; Venzlaff U (1983) Fehler und Irrtümer in psychiatrischen Gutachten. NStZ 5 : 199 ff
(18) Rechtspflegestatistik 1981: Bei insgesamt 743 788 Abgeurteilten kam § 20 StGB 372mal (= 0,05%) zur Anwendung, § 21 StGB 12 341mal (= 1,66%); vgl auch die Angaben bei Schreiber H-L (1981) Bedeutung und Auswirkungen der neugefaßten Bestimmungen über die Schuldfähigkeit. NStZ 2 : 46 ff, 49 ff
(19) Venzlaff U a. a. O. (oben Anm 17) S 203; Bauer M, Thoss P (1983) Die Schuldunfähigkeit des Straftäters als interdisziplinäres Problem. NJW 7 : 305 ff, 306
(20) Frisch W (1983) Prognoseentscheidungen im Strafrecht. R v Becker's Verlag, G Schenk, Heidelberg Hamburg
(21) Vgl Stemmer-Lück M (1980) Die Behandlungsindikation bei Straffälligen. Schwartz, Göttingen
(22) So der Titel der (auf Österreich, wo es eine *De*kulpation nicht gibt, bezogenen) Abhandlung von Sluga W, Wien 1977; über „geistig abnorme Rechtsbrecher" dortselbst S 134 ff
(23) Rasch W (1982) Angst vor der Abartigkeit. NStZ 5 : 177 ff; mit „Abartigkeit" wird dort scil. vor allem die Tätergruppe des sog. 4. Merkmals in § 20 StGB angesprochen; dazu vgl Krümpelmann J (1976) ZStW 1 : 6 ff, 18 ff

(24) Von *deren* ärztlicher Leitung (§ 65 Abs 2 StGB) redet heute schon niemand mehr; vgl i ü Schöch H (1982) Rettet die sozialtherapeutische Anstalt als Maßregel der Besserung und Sicherung! ZRP 8:207 ff

(25) So der Titel des Aufsatzes von Tondorf G (1983) ZRP 5:118 ff; vgl i. ü. Lauter H, Schreiber H-L (Hrsg) (1978) Rechtsprobleme in der Psychiatrie. Rheinland, Köln (dort v. a. die Beiträge von Walter M, Demut K, Lauter H); Bergener M a. a. O. (oben Anm 5; dort v. a. die Beiträge von Lorenzen D, Bergener M, Venzlaff/Schreiber); Crefeld W, et al. a. a. O. (oben Anm 2; dort v. a. die Beiträge von Schulte B, Fabricius D)

(26) Details wären nicht nur, aber *auch* solche des materiellen und Prozeß-*Rechts*. Materiellrechtlich steht der hier zur Diskussion gestellten Umgewichtung forensisch-psychiatrischer Sachverständigentätigkeit (= weniger Schuldgutachten, mehr Behandlungsgutachten) vor allem § 21 StGB im Wege; prozessual könnte sie von Gesetzesbestimmungen profitieren, die über (z. B.) § 454 Abs 1 S 5 StPO hinaus die Mitwirkung des Sachverständigen bei *nachträglichen* Entscheidungen vorsehen.

(27) Sie würden, im Sinne der obigen Anm 6, wirklich forensische Mediziner, nämlich zuständig für die „Medizin" von Straftätern sein dürfen, wie es etwa der Titel des von W. Rasch herausgegebenen Buches „Forensische Sozialtherapie" (CF Müller, Heidelberg 1977) nahelegt.

Aggression und Geschlechtsrolle aus der Perspektive der Verhaltensforschung

W. WICKLER

Aggression und Geschlechtsrolle betreffen jeden einzelnen Menschen und machen ihm oft genug auch zu schaffen. Aber nicht nur jedem Menschen. Sie betreffen auch jedes beliebige Warmblüter-Individuum, ob Säugetier oder Vogel, auch jedes niedere Wirbeltier, ob Echse, Lurch oder Fisch, und sogar jedes Insekt, jeden Krebs und viele weitere tierische Lebewesen, von denen es ja Millionen verschiedene Arten gibt. Weil diese Phänomene so allgemein verbreitet sind, erwartet man vom Verhaltensforscher, daß er – nach entsprechenden Forschungen – allgemein Gültiges dazu aussagen kann. Das allgemein Gültige, so lautet die Hoffnung, würde dann auch erhellend sein für manche speziell den Menschen bedrückende Probleme. Offensichtlich deswegen soll ich hier zu Ihnen reden.

Was der Naturforscher liefern kann – daran sei vorab erinnert – sind Beschreibungen natürlicher Gegebenheiten, Beschreibungen der zugrundeliegenden Gesetzmäßigkeiten und eine Theorie der Zusammenhänge. Bewerten kann er die Phänomene und Verhaltensweisen in bezug auf ihre Durchsetzungsmöglichkeiten in der Evolution. Es ist eine völlig andere und von ihm nicht zu beantwortende Frage, welchem Verhalten des Menschen unter ethischen Gesichtspunkten der Vorrang gegeben werden soll. Ich befasse mich also selbstverständlich hier mit Naturgesetzen, nicht mit moralischen Gesetzen.

Ableitungen und Übertragungen von Tieren auf den Menschen sind, da es Millionen Tierarten gibt, auch millionenfach möglich und tragen dann den Ruch der Beliebigkeit, solange nur eine ziemlich zufällige Auswahl von Tierarten untersucht ist und man irgendeine Tierart als Modellfall herausgreift. Völlig zu Recht lautet denn auch die Erwartung an den Verhaltensforscher, er möge nicht ein ganz besonderes oder wunderliches Tier zur Illustration irgendwelcher Thesen beibringen, sondern er solle allgemein Gültiges herausfinden, von dem anzunehmen ist, daß es für den Menschen zutreffend sein wird, eben weil es ganz allgemein gilt. Damit man so etwas allgemein Geltendes findet, muß man die betreffenden Phänomene – also zum Beispiel Aggression oder Geschlechterrollen – an vielen, ganz verschiedenen Tieren (Schnecken, Krebsen, Insekten, Fischen, Echsen, Vögeln, Säugetieren) studieren. Die Quintessenz dessen, was dabei in den letzten 15 Jahren zutage kam, werde ich Ihnen nun in einer gerafften Übersicht vortragen.

I. Aggression

Der Begriff „Aggression" wird für mehrere verschiedene Phänomene benutzt, die sich nicht zusammenfassen lassen; deshalb stiftet die Bezeichnung ständig Verwirrung. Der Mensch erlebt jede Bedrohung oder Beeinträchtigung als Aggression, unabhängig davon, ob auf der anderen Seite eine aggressive Absicht vorhanden ist. Der Betroffene kann als aggressiv empfinden, was gar nicht so gemeint war. Schon deshalb bleiben die Beschreibungen und Interpretationen des Handelnden und des Behandelten oft unvereinbar. Aber auch wenn wir uns nur auf den Handelnden beschränken und als aggressiv das werten, was auf physische Beeinträchtigung oder Vernichtung eines Gegners zielt, so kommt das in drei ganz verschiedenen Bereichen vor: Erstens beim Rivalenkampf, also im Bereich innerartlicher Konkurrenz; zweitens bei der Verteidigung gegen einen Freßfeind, also zur Rettung des eigenen Lebens oder in der Brutpflege; drittens bei der Überwältigung einer Beute, also zum Nahrungserwerb.

Nahrungserwerb ist hungerabhängig; Hunger gleicht ein Defizit aus, das sich von allein einstellt. Deshalb ist der Nahrungstrieb spontan, treibt das Individuum auf die Suche nach Nahrung, und zwar um so stärker, je länger es nichts gefressen hat. Beutefang-Aggression ist ein typischer spontaner Instinkt; er kann sich gegen Artgenossen richten, wenn dieser Artgenosse im Besitz von Nahrung ist oder ein Nahrungsrevier verteidigt. Wir sprechen dann von Rivalisieren.

Aggressives Rivalisieren tritt ferner zur Fortpflanzungszeit auf, wenn ein Individuum anderen den Zugang zu einer knappen und daher umstrittenen Ressource versperrt, sei es ein zur Paarung nötiges Revier, sei es direkt das Weibchen. Derartige aggressive Auseinandersetzungen sind auf die aktive Fortpflanzungszeit beschränkt, sowohl in der Ontogenese des Individuums wie im Jahreslauf.

Aggression zur Verteidigung des eigenen Lebens bricht sicher nicht spontan hervor, sondern liegt auf Abruf bereit. Aggression zum Beutefang tritt hingegen notwendigerweise spontan auf. Suchen nach Beute ist ein typisches Appetenzverhalten; dabei hat das Individuum Appetit, aber nicht auf Kampf. Je nachdem, welchen dieser Bereiche man betrachtet, wird man bei ein und derselben Art spontane oder nicht spontane Aggression antreffen.

Vergleicht man verschiedene Arten, so findet man sehr unterschiedliche Formen des Rivalisierens. Operiert man immer mit dem gleichen Begriff „Aggression", dann erhält er denselben heterogenen Gehalt wie der Begriff „Lokomotion". Sicher ist „Fortbewegung" ein sinnvoller Begriff, ebenso „Kampf". Nur wird dieser von uns gesetzte Begriffsrahmen jeweils mit ganz verschiedenen Inhalten gefüllt. Lokomotion betreibt eine Schlange mit Wellenbewegungen des ganzen Körpers, ein Krake mit dem Rückstoß des Atemwassers, ein Meeresfisch mit raschen Bewegungen seines ventralen Flossensaumes, ein fliegendes Insekt mit Chitin-

Ausstülpungen des Rückens, die wir zwar Flügel nennen, die aber so wenig mit den Flügeln eines Vogels zu tun haben wie die Flügel eines Flugzeugs. Ein Tausenfüßler bewegt sich auf Stelzen fort, die wir „Beine" nennen, die aber so wenig mit den Beinen eines Säugetieres zu tun haben wie die Beine eines Stuhls. Ebenso verschieden kämpfen die Tiere: Schlangen beißen, Kraken ringen mit den Fangarmen, Messerfische teilen elektrische Schläge aus, Bienen stechen mit einem Legestachel, Vögel singen um die Wette, und so weiter. Und nicht nur die äußere Erscheinungsform des kämpferischen Verhaltens, auch seine innere Organisation ist ganz verschieden. Nach der klassischen Instinktdefinition ist innerartliche Aggression bei Einsiedlerkrebsen ein Instinkt, bei Buntbarschen aber nicht. Wie es sich bei der Gans, beim Hund oder dem Menschen verhält, ist unbekannt.

Was also ist das Erhellende, allgemein Gültige aus der Erforschung der Aggression bei Tieren? Es liegt nicht in der Form oder der physiologischen Verursachung aggressiven Verhaltens, sondern in der Kennzeichnung der typischen Situationen, in denen es auftritt, und in den funktionellen Regeln, denen es folgt. Beides läßt sich formal wie eine Entscheidung behandeln, vor der das Individuum steht, umschrieben mit der Frage: Was ist der Preis des Kämpfens, und welche Alternativen gibt es?

„Preis" ist hier so doppeldeutig gemeint, wie das Wort im Deutschen benutzt wird, nämlich einerseits für die Kosten, also den Zeit- und Energieaufwand und die Risiken, die beim Kämpfen entstehen, und andererseits für den Preis, der am Ende winkt, den potentiellen Nutzen für den Sieger.

Geht der Streit um ein definiertes Objekt und sind die Rivalen gleich stark, dann stehen die Chancen 50 : 50. Jeder wird nur jeden zweiten solchen Kampf gewinnen, ein Sieg muß die Kosten für zwei Kämpfe decken, also darf ein Kampf nur den halben Nutzwert des umstrittenen Objekts kosten. Der Nutzwert kann aber für jedes Individuum verschieden groß sein; ein Brocken Fleisch ist für einen satten Hund leichter entbehrlich als für einen halb verhungerten, und der letzte Liter Benzin ist wertvoller als ein beliebiger Liter aus einem vollen Tank. Derjenige, für den das Objekt den geringeren Streitwert hat, wird entsprechend weniger einsetzen und den Kampf wahrscheinlich verlieren. Sobald das zu erkennen ist, wird er sich auf weiteren Kampf nicht mehr einlassen. Dementsprechend beginnt ein solcher Kampf damit, die Kampfbereitschaft und die Bedürftigkeit des Gegners herauszufinden — etwa (wie beim Skat) durch eskalierendes Hochreizen. Wer das überzieht, hohe Kosten aufbringt und doch verliert, ruiniert sich selbst.

Freilich, wer eine übertrieben hohe Einsatzbereitschaft angibt, kann damit seine Siegeschancen erhöhen. Wer dran glaubt, muß dran glauben. Das ist so naheliegend, daß jeder versuchen wird, größer, stärker oder wütender zu erscheinen als er ist. Es werden scharfe Reißzähne, riesige Hörner, prächtige Mähnen entwickelt. Wenn das alle tun, hilft es allerdings nicht mehr — aber dennoch gibt es keinen Weg zurück. Denn wer das Übertreiben unterließe, würde von den anderen unterschätzt und entsprechend öfter herausgefordert, müßte also viel häufiger kämpfen; und das wäre noch kostspieliger. So beginnt bei Tieren, die ja keine Einsicht haben, ein aufwendiges Wettrüsten.

Je nachhaltiger der Gegner besiegt wird, desto besser. Der erste Beschädigungskämpfer ist also im Vorteil. Er wird mehr Weibchen haben und mehr Nachkommen, die es genauso machen. So wächst mit der Zahl der Beschädigungskämpfer auch die Wahrscheinlichkeit, daß sie auf ihresgleichen treffen und dabei selbst ein hohes Kampfrisiko eingehen. Unter diesen Umständen ist es evolutiv vorteilhafter, trotz der vorhandenen Abschreckungstaktik auf den konventionellen Kommentkampf zurückzugreifen und die höher entwickelten Waffensysteme möglichst unbenutzt zu lassen. Wieder verlöre derjenige an Respekt und damit an Daseinsaussichten, der auf die kostenträchtige Aufmachung für Beschädigungskämpfe verzichtete. Wie gesagt, diese Entwicklung ist typisch für Lebewesen, die ohne Einsicht handeln.

Schließlich stellt sich eine evolutiv stabilisierte Strategie ein, das ist ein am Erfolg austariertes Gleichgewicht zwischen Provokation mit Bereitschaft zu hartem Beschädigungskampf auf der einen, und turnierhaftem Kräftemessen und geduldigem Abwarten auf der anderen Seite.

Ungemein häufig sind Alternativen zum Kampf, die zwar zum Rivalisieren gehören, aber herkömmlicherweise nicht unter den Aggressionsbegriff fallen. Sieht ein gesättigter Hund, der noch einen Futterrest für morgen übrig hat, einen Rivalen nahen, so könnte er den zwar vertreiben; das kostet Energie und birgt das Risiko, daß der andere sich nicht vertreiben läßt und das Futter nimmt. Sicherer ist daher, sich den Futterrest auch noch einzuverleiben, ehe der andere ihn kriegt. Dieser Futterneid ersetzt einen Kampf. Entsprechend balzt ein Zahnkarpfenmännchen sehr viel stärker um ein Weibchen, wenn man ein zweites Männchen dazusetzt. Nicht etwa weil der Rivale die balzauslösenden Signale trüge (ohne Weibchen geht das Ganze nicht), sondern weil es günstiger ist, direkt das umstrittene Weibchen zur Begattung zu bewegen, als statt dessen den Begattungskonkurrenten in einen Kampf mit unsicherem Ausgang zu verwickeln.

In der Sprache der Antriebssysteme ausgedrückt kann also die Aggression durch Hunger, Sexualdrang, Brutpflegetrieb oder Selbsterhaltung angetrieben werden; umgekehrt kann beim Rivalisieren alternativ zur Aggression auch Balz oder Fressen eingesetzt werden.

Sie sollten daran sehen, daß im spieltheoretischen Ansatz mit der ursprünglichen ethologischen Frage nach dem Evolutionserfolg eines Verhaltens diejenigen Regeln zutage treten, die unter den Selektionsgesetzen allgemein gültig sind. Motivationsanalysen der beteiligten Instinktmechanismen und der Physiologie des Verhaltens können Aufschluß geben, wie das evolutiv erfolgreiche Verhalten technisch zustandegebracht wird; sie können keinen Aufschluß darüber geben, welches Verhalten den Erfolg bringt, warum es sich schließlich durchsetzt und heute noch bewährt.

II. Geschlechtsrolle

Mit dieser Frage, was bewährt sich und warum? gehen wir auch die Differenzierung der Geschlechterfunktionen an. Sexualität ist im wesentlichen der Austausch und die Rekombination von Erbanlagen. Das war die Antwort der ganz frühen Lebewesen auf die Bedrohung durch parasitäre Viren und kleinste Bakterien. Durch Austausch genetischen Materials ändern die Individuen ihre genetische Individualität, werden verschiedener voneinander und weichen damit der Gefahr aus, automatisch von einem Parasiten befallen zu werden, der zufällig den Schlüssel zu einer Identitätsschranke gefunden hat und nun jeden befällt, der mit demselben Schloß gesichert ist. Kleinstparasiten mit hoher Mutationsrate haben fast immer über kurz oder lang Erfolg und knacken den genetischen Sicherheitscode eines Wirtes; in einer Monokultur dieses Wirtes breiten sie sich dann epidemieartig aus. Durch genetische Variation wird dieser Code variiert und damit die Ansteckungsgefahr verringert. Sexualität zur Erhöhung der genetischen Variabilität ist also ein Selbstschutzverfahren; es zielt nicht darauf ab, daß eine Variation der anderen überlegen, also besser ist, sondern es kommt auf die Verschiedenheit an, und der Vorteil trifft alle, die voneinander verschieden sind.

Mit Vermehrung hat Sexualität ursprünglich nichts zu tun. Der Austausch von Erbmaterial geht entweder über eine Plasmabrücke vor sich, die dann zwischen den Individuen wieder abgebrochen wird; dann ändert sich die Zahl der Individuen nicht. Oder zwei einzellige Individuen verschmelzen miteinander, dann sind es hinterher weniger als vorher.

Wenn ein Vielzeller entsteht, müssen die Zellen einander erkennen und von fremden Parasiten unterscheiden können. An der Basis der Vielzellerevolution beginnt die Fähigkeit der Zellen, ihre gegenseitige genetische Identität zu erkennen, man sagt, zwischen Selbst und Nicht-Selbst zu unterscheiden. Das verhindert das Eindringen von Parasiten sowie das Zusammenwachsen von Bruchstücken verschiedenen Ursprungs schon bei Korallen sowie schließlich alle Organtransplantationen der höheren Lebewesen (außer wenn Spender und Empfänger genetisch gleich sind).

Tauscht eine Zelle eines Zellfadens mit einer Zelle eines anderen Fadens Erbmaterial aus, so ändert sie ihre genetische Identität, wird für ihre Nachbarzellen verfremdet und wie eine fremde Zelle abgestoßen. Sie muß nun allein weiterwachsen und einen neuen Zellfaden bilden. So kommt es im Zuge der sexuellen Vorgänge schließlich zur Vermehrung.

Ausgetauscht werden zuerst einzelne Partikel des Erbmaterials, später ganze Chromosomensätze. Die genetisch unterschiedlichen neuen Individuen haben unterschiedlichen Erfolg in ihrer jeweiligen Umgebung; die erfolgreicheren tragen die Evolution. Sexualität erzeugt genetische Biegsamkeit und begünstigt die Höherentwicklung. Teil der Höherentwicklung ist die Spezialisierung verschiedener Zellen eines Verbandes auf verschiedene Aufgaben. Die Rekombination des Erbmaterials liegt schließlich professionell bei den Geschlechtszellen, die üblicherweise paarweise miteinander verschmelzen. Bis hierhin gibt es zwar Sexualität und geschlechtliche Vermehrung, aber nur ein Geschlecht. Alle Geschlechtszellen sind gleich, man nennt sie Isogameten.

Das Erbmaterial überlebt um so wahrscheinlicher, in je mehr neuen Individuen es untergebracht wird und je sicherer diese ihrerseits neue Individuen erzeugen. Entscheidend werden darum Anzahl plus Lebensfähigkeit der Nachkommen. Die Anzahl hängt von der Anzahl der erzeugten Geschlechtszellen ab, die Lebensfähigkeit von der Startgröße des Keimlings, also des Verschmelzungsprodukts aus zwei Keimzellen, also von der Größe der Geschlechtszellen. Aus dieser Situation gibt es nur eine stabile Möglichkeit: Es entstehen zwei größenverschiedene Keimzelltypen, eine an der unteren möglichen Größengrenze, die andere an der optimalen oberen Größengrenze, und es verschmelzen je eine kleine und eine große miteinander. Es nur gibt zwei Wege, das Überleben von Nachkommen zu begünstigen: 1. über die große Anzahl, 2. über die gute Grundausstattung, also die Größe. Tertium non datur! Darum gibt es nur zwei, in der Größe verschiedene Keimzelltypen; einen dritten Typ kann es nicht geben. Die größeren nennen wir Eizellen und weiblich, die kleinen Spermienzellen und männlich. Ein drittes Geschlecht kann es nicht geben.

„Geschlecht" bezieht sich zunächst auf die Keimzellen. Beide Sorten können im gleichen Individuum erzeugt werden. Schwämme, Regenwürmer, Blutegel, Schnecken, Schlangensterne, viele Krebse, Manteltiere und Fische sind Zwitter; entweder Simultanzwitter, die ständig weibliche oder männliche Keimzellen abgeben können, oder Sukzessivzwitter, die zuerst die eine, später nur die andere Sorte erzeugen. Bei diesen Lebewesen, die im Laufe ihres Lebens das Geschlecht wechseln, tritt erstmals das Entweder-Oder auf. Und diese Lebewesen, von den Pflanzen bis hinaus zu den Fischen unter den Wirbeltieren, geben zu erkennen, warum sich schließlich die Rollen ausschließen.

Die Spermien sind von vornherein als Mitgiftjäger konzipiert; sie müssen, um Erfolg zu haben, auf eine große Eizelle treffen. Eizellen können sich notfalls (bei der Jungfernzeugung) auch allein entwickeln, Spermienzellen nicht. Die Chance, mit Spermien zum Erfolg zu kommen, wächst zunächst mit der Anzahl. Deswegen müssen Spermien in Überzahl produziert werden, und deswegen kommt es zu Spermienkonkurrenz und zur Konkurrenz unter den Spermienherstellern. Wer diesen Konkurrenzkampf gewinnt, hinterläßt mehr Nachkommen als er durch Herstellen von Eizellen (also in der weiblichen Rolle) haben könnte. Der Konkurrenzkampf läßt sich gewinnen mit Werbung vor den Weibchen, Bekämpfen der Rivalen oder Vorbereiten günstiger Paarungsgelegenheiten. Je höher entwickelt ein Lebewesen ist, je mehr es diese Taktiken ausfeilen kann, desto mehr muß es energetisch darauf setzen und desto weniger rentiert es sich, geschlechtlich zweispurig zu fahren. Gegenüber einem Zwitter hat ein reines Männchen, wenn es Erfolg hat, einen deutlichen Vermehrungsvorteil, nicht aber ein reines Weibchen. Tatsächlich geben in der Evolution einige Zwitter-Individuen zuerst ihren Weibchenanteil auf und werden reine Männchen. Erst wenn es die gibt, lohnt sich für die übrigen das Halbmännchendasein nicht mehr; sie können ihren Erfolg nur noch steigern, indem sie ganz auf die Weibchenrolle setzen. Damit gibt es endgültig getrenntgeschlechtliche Individuen.

Die Bedingungen, die dahin führen, die Vor- und Nachteile jeder Taktik, lassen sich an den vielen zwittrigen Lebewesen (einschließlich der niederen Wirbeltiere) und an ihrem oft atemberaubenden ausgefeilten Feilschen um die Rollenaufteilung recht gut untersuchen.

Der Vermehrungserfolg eines reinen Weibchens ist unabhängig davon, wieviele Paarungspartner es hat. Der Vermehrungserfolg eines reinen Männchens wächst mit der Zahl seiner Paarungspartner. Deshalb sind Paarungstaktik und Partnertreue in beiden Geschlechtern ganz verschieden. Je relativ weniger Männchen es gibt, desto höheren Fortpflanzungserfolg haben sie, desto mehr breitet sich Männchen-Sein aus, und zwar solange, bis der Konkurrenzdruck den Vorteil wieder aufwiegt. Deshalb gibt es immer viel mehr Männchen, als zum Befruchten der Weibchen notwendig sind, und deshalb gibt es immer eine hohe Konkurrenz unter den Männchen um Weibchen, nicht umgekehrt.

Die Konkurrenz geht darum, die eigenen Spermien zu den Eizellen zu bringen. Männchen werden ein oder mehrere Weibchen bewachen und gegen Konkurrenten abschirmen. Bei innerer Befruchtung und wenn mehrere Begattungen möglich sind, werden sie selbst ein und dasselbe Weibchen möglichst oft begatten. Hat ein Rivale sich eingemischt, werden sie das Weibchen sofort noch einmal begatten, um auch die eigenen Spermien ins Rennen zu bringen. Libellenmännchen räumen bei der Kopula zunächst die Spermien eines Vorgängers aus der Samentasche des Weibchens und füllen dann die eigenen ein. Bei anderen Tieren spielen Männchen ihren Rivalen gegenüber homosexuell die Weibchenrolle, so daß die Rivalen ihre Spermien abgeben und vergeuden und dadurch für eine Weile als Begattungskonkurrenten ausfallen. Und schließlich gibt es die Zunft oder Taktik der Satellitenmännchen, die Kleptogamie betreiben. Das heißt, sie warten in der Nähe eines artgleichen Männchens, das mit großem Aufwand Weibchen anlockt, sei es durch Rufe und Gesänge oder durch ein speziell vorbereitetes Paarungsrevier, und fangen einige der vom werbenden Männchen angelockten Weibchen ab. Wieder sind diese, auf dem Werbeaufwand anderer Männchen parasitierenden Satelliten solange im Vorteil, bis sich zwischen beiden Taktiken ein Erfolgsgleichgewicht einstellt. Froschmännchen entscheiden jeden Abend neu, ob sie (je nach „Marktlage") selbst quaken oder sich still neben einen quakenden Rivalen setzen und da auf Weibchen warten. Die Variationsbreite der Konkurrenzmethoden ist schier endlos; aber es sind typisch männliche Verhaltensweisen.

Anders wird es bei der Brutpflege. Dafür kommen beide Eltern in Frage, aber jeder hat einen Vorteil, wenn er die Pflegeaufwendungen einsparen kann, falls der andere sie übernimmt. Die Selektion begünstigt den, der als erster desertiert, weil er Kosten spart, bestraft aber den, der als zweiter desertiert, weil er dann ohne Nachkommen bliebe (falls Brutpflege notwendig ist). Unter Lebewesen mit äußerer Befruchtung – vornehmlich Wassertieren – desertiert oft das Weibchen, während das Männchen noch die Eier besamt. Dementsprechend ist väterliche Brutpflege von allen Wirbeltieren bei Fischen am häufigsten. Bei innerer Befruchtung – vornehmlich bei Landtieren – kann das Männchen desertieren, und die Brutpflege fällt überwiegend dem Weibchen zu, und damit auch die weitere körperliche und verhaltensphysiologische Spezialisierung darauf.

Hinzu kommt, daß einseitige Hilfeleistung an andere – sei es unter Zellen, Organen oder Individuen – sich in der Evolution nur durchsetzen kann, wenn nahe Verwandte davon profitieren. Je unwahrscheinlicher die Verwandtschaft, desto unwahrscheinlicher ist solche Hilfe. Das gilt auch für die Brutpflege. Wenn bei Tieren mit innerer Befruchtung die Vaterschaft unsicher ist, ist auch die Tendenz zu väterlicher Brutpflege gering, etwa bei den Vögeln, wo an sich beide Eltern gleich gut zur Brutpflege gerüstet sind. Oder, andersherum, wenn ein Männchen brutpflegt, dann da, wo sein Erbgut am wahrscheinlichsten davon profitiert. Ist ein Männchen seiner Vaterschaft sehr unsicher, dann kann es besser daran tun, die Kinder seiner Schwester zu versorgen; denn seine Schwester enthält weitgehend dasselbe Erbgut wie er und gibt es an ihre Kinder weiter. Das sogenannte Avunkulat, die Onkel-Vaterrolle, tritt tatsächlich bei Menschengruppen auf, bei denen aus ökonomisch-sozialen Gründen die Vaterschaft unsicher ist. Biologisch ist dann durchaus verständlich, was die Anthropologen bisher nicht erklären können, warum stets der Mutterbruder die Vaterrolle übernimmt; denn ein Onkel väterlicherseits ist ja ebenso zweifelhaft wie der Vater selbst.

Diese Auswahl an evolutiv-funktionellen Zusammenhängen mag genügen, um folgendes zu verdeutlichen:

Es gibt, von der Differenzierung der Keimzellen in Eizellen und Spermien angefangen, eine zwangsläufige Entwicklung zu zwei und nur zwei unterschiedlichen Vermehrungstaktiken und schließlich zur Spezialisierung jedes Individuums auf nur eine dieser Taktiken. Das sind die typischen Geschlechterfunktionen. Sie beziehen sich auf die Zeugung von Nachwuchs und sind im ganzen Tier- und Pflanzenreich geschlechtsspezifisch dieselben. Weitere soziale Interaktionen und Hilfen, wie zum Beispiel Brutpflege, sind nicht generell geschlechtsspezifisch; welches Geschlecht dafür bevorzugt in Frage kommt, wird durch verschiedene ökologische und soziale Umstände entschieden, nicht von bestimmten Hormonen oder Chromosomen. Die männliche Tendenz zur Polygamie und zum Rivalisieren gibt es bei Reptilien, deren Geschlecht überhaupt nicht genetisch, sondern von der Bruttemperatur der Eier bestimmt wird, wie bei Säugetieren, deren Männchen ein X- und Ein Y-Chromosom haben, wie bei Vögeln, bei denen die Männchen zwei X-Chromosomen haben. Ebenso fällt bei innerer Befruchtung die Brutpflege den Weibchen zu, unabhängig davon, ob es XX-Weibchen, XY-Weibchen oder gar nicht genetisch definierte Weibchen sind.

Lassen Sie mich abschließend noch einmal daran erinnern, daß wir aus alledem keine Hinweise darauf bekommen, ob der Mensch, wenn er die Wahl hat, solchen natürlichen Anlagen folgen soll oder nicht.

Literatur

Wickler W, Seibt U (1981) Das Prinzip Eigennutz. Ursachen und Konsequenzen sozialen Verhaltens. dtv, München

Wickler W, Seibt U (1983) Männlich − weiblich. Der große Unterschied und seine Folgen. Piper, München

Module des Erlebens:
Vom möglichen Nutzen einer psychologischen Taxonomie in der Psychiatrie*

E. PÖPPEL

Vorbemerkung

Es fehlt eine Taxonomie des Erlebens. Eine Klassifikation psychischer Phänomene wäre nützlich, wie Klassifikationen der Grundphänomene in allen Wissenschaften nützlich sind. Ich teile nicht die Auffassung, daß die Individualität seelischen Erlebens den Versuch einer interindividuellen Klassifikation von vornherein verbietet. Andererseits teile ich auch nicht die Auffassung, daß uns in der experimentellen Psychologie durch die Orientierung an der Physik implizit eine Taxonomie des Erlebens mitgeliefert wird.

Im Folgenden wird zuerst die physikalistische Denkweise in der Psychologie kritisiert; dies deshalb, weil die Orientierung an der Physik besonders wirkungsvoll (und verführerisch) gewesen ist. Es wird dann der Versuch unternommen, den Grundgedanken einer an der Biologie orientierten Taxonomie des Erlebens zu skizzieren. Und es wird schließlich gefragt, ob eine derartig konzipierte Taxonomie einer biologischen Psychiatrie von Nutzen sein kann.

---

* Die in diesem Aufsatz vorgestellten Überlegungen beruhen auf einem Vortrag, der unter dem (fragwürdigen) Titel „Kann die Psychologie die Psychiatrie retten?" anläßlich des 100. Nervenärztlichen Kolloquiums gehalten wurde

Physikalistische Irreführungen

In einer Diskussion über das Weltbild des theoretischen Physikers sagt Albert Einstein (1934): „Es stellt die höchsten Anforderungen an die Straffheit und Exaktheit der Darstellung der Zusammenhänge, wie sie nur die Benutzung der mathematischen Sprache verleiht. Aber dafür muß sich der theoretische Physiker stofflich umso mehr bescheiden, indem er sich damit begnügen muß, die *allereinfachsten Vorgänge* abzubilden, die unserem Erleben zugänglich gemacht werden können, während alle *komplexeren Vorgänge* nicht mit jener subtilen Genauigkeit und Konsequenz, wie sie der theoretische Physiker fordert, durch den menschlichen Geist nachkonstruiert werden können. Höchste Reinheit, Klarheit und Sicherheit auf Kosten der Vollständigkeit."

Diese in der Physik notwendige Selbstbescheidung, die zu wesentlichen Einblicken in die Gesetze der Natur führt, hat auch Tradition in der Psychologie; bedauerlicherweise, weil dadurch das Erfassen der von Einstein angesprochenen „komplexeren Vorgänge", wie sie sich im Erleben zeigen, von vornherein ausgeschlossen wird. Die physikalistisch orientierte Denkweise in der Psychologie beginnt wohl mit Fechner (1860), und diese Tradition ist bis heute wirkungsvoll geblieben, trotz solcher wesentlichen Paradigmenwechsel, wie sie Gestaltpsychologie oder die moderne Psychophysik andeuten.

Eine Konsequenz dieser Selbstbeschränkung auf die „allereinfachsten Vorgänge" in der Psychologie ist meines Erachtens, daß es keine adäquate Taxonomie des Erlebens gibt. Wie ist dies zu verstehen? Zur Verdeutlichung dieser Behauptung ist es notwendig, einen Blick auf Gesetze der Psychophysik und ihre Implikationen zu werfen.

Ein grundsätzliches Anliegen der Psychophysik ist, Zusammenhänge aufzuzeigen zwischen physikalisch definierten Reizgegebenheiten und psychischen Reaktionen. Dies gilt sowohl für die klassische als auch für die sogenannte moderne

Psychophysik. Wesentliche Voraussetzung dieses Vorgehens ist, daß die Reizkonfiguration in einer nach physikalischen Gesichtspunkten geordneten Umwelt in *isomorpher* Weise im Nervensystem und in der psychischen Realität abgebildet verstanden wird.

Diese Denkweise bringt mit sich, daß im Experiment versucht wird, die physikalistischen Reizgegebenheiten jeweils so eindeutig und *einfach* wie möglich auszuwählen. Es wird größte Mühe darauf verwandt, z. B. mit monochromatischem Licht bei der Farbwahrnehmung, mit reinen Tönen in einem schallisolierten Raum bei der auditiven Wahrnehmung, mit physikalisch eindeutig charakterisierbaren elektrischen Reizen bei der Schmerzwahrnehmung oder mit möglichst eindeutigen, also langweiligen Reizen bei der Zeitwahrnehmung zu arbeiten. Dabei schwingt in solchen puristischen Versuchen einer immer noch zu verbessernden Reizkontrolle mit, daß das physikalisch eindeutig Definierbare auch eindeutig psychisch abbildbar sei.

Eine sich hieraus ergebende Klassifikation psychischer Phänomene ist so gesehen aber eine Klassifikation physikalischer Vorgänge, von denen man annimmt, sie seien physisch „implementiert". Da physikalische Gesetze letzten Endes auf der Abstraktion von Sinneseindrücken beruhen (Einstein 1934), ist eine derartige Klassifikation notwendigerweise eine von Empfindungen abstrahierte, auf physikalische Gesetze bezogene Klassifikation, und nicht eine *unmittelbare* Klassifikation psychischer Phänomene.

Die physikalistische Denkweise beherrscht meines Erachtens trotz aller Hinzufügungen von „intervenierenden" Variablen die moderne experimentelle Psychologie. An einem besonderen Sachverhalt soll das an der Physik orientierte Denken in der Psychologie beispielhaft veranschaulicht werden. Aus der Beobachtung, daß die Unterschiedsempfindlichkeit auf die Ausgangsintensität eines Reizes bezogen werden muß, hat bekanntlich Fechner jenes Gesetz abgeleitet, das nach ihm benannt wurde, wobei eine wesentliche Aussage dieses Gesetzes ist, daß durch die Messung der Unterschiedsempfindlichkeit eine Schätzung von „sensorischen Quanten" möglich sei und daß bei der Intensitätswahrnehmung diese Quanten offenbar integriert werden. Dies bedeutet, daß das Phänomen der Unterschiedsempfindlichkeit mit dem der Intensitätswahrnehmung in unmittelbare Beziehung gesetzt wird, und zwar zunächst nur aufgrund einer mathematischen Operation. Analog einer mathematisch sinnvollen Operation, (wie sie offensichtlich in der Physik nützlich ist) wird dabei eine Schlußfolgerung gezogen, die psychologisch nicht von vornherein sinnvoll ist und die interessanterweise aufgrund des an der Physik orientierten Weltbildes überhaupt nicht mehr in Frage gestellt wird. Es ist für den Psychophysiker eine Selbstverständlichkeit, daß Unterschiedsempfindlichkeit mit subjektiver Intensität in engem Zusammenhang steht. Daran hat auch die Einführung der Signalentdeckungstheorie nichts geändert, die eine kriterienfreie Schätzung der Unterschiedsempfindlichkeit erlaubt (Swets 1964). Man prüft beispielsweise heutzutage in der Schmerzforschung die Wirkung von Analgetika mit Hilfe der Signalentdeckungstheorie und nimmt an, daß bei einer Änderung der Unterschiedsempfindlichkeit eine Wirkung von schmerzlindernden Mitteln bewiesen ist (Keeser et al. 1981).

Eine Reihe von Befunden weist aber eindeutig darauf hin, daß die Beziehung zwischen Unterschiedsempfindlichkeit und Intensitätsempfindung nicht vorausgesetzt werden kann. Anders als durch die „Fechnersche Tradition" nahegelegt, muß die Beziehung zwischen Unterschiedsempfindlichkeit und subjektiver Intensität erst nachgewiesen werden. Eine mathematische Operation impliziert sie nicht. Denn es ist vorstellbar, daß es verschiedene Mechanismen für die Erfassung von Unterschieden und für das Erlebnis subjektiver Intensitäten gibt. Eine einfache mathematische Operation läßt bei physikalistischer Orientierung die Prüfung dieses möglichen Zusammenhangs nicht als notwendig erscheinen. Diese Orientierung an physikalischen Gesetzen, insofern sie auch psychische Phänomene hinreichend beschreiben sollen, hat dazu geführt, daß bestimmte psychologisch interessante Fragen überhaupt nicht ins Blickfeld des wissenschaftlichen Interesses geraten. Löst man sich aber aus diesem traditionellen Netz und untersucht die Beziehung zwischen verschiedenen psychophysikalischen Maßen, wie wir es beispielsweise für den Bereich des Schmerzerlebens durchgeführt haben (Morawetz u. Pöppel 1983), dann beobachtet man, wie gering diese Beziehung ist. Mit anderen Worten: Die ungeprüfte Annahme einer Analogie zwischen einer mathematischen Operation und einem psychologischen Sachverhalt ist offensichtlich nicht möglich.

Man kann also feststellen — und dies gilt nicht nur für den Bereich des Schmerzerlebens —, daß die Zugrundelegung einer physikalistisch orientierten Denkweise in der Psychologie nicht nur verhindert hat, eine adäquate Taxonomie des Erlebens zu erarbeiten, sondern dieses Paradigma hat sogar bedingt, die Überprüfung der inneren Struktur der psychophysischen Variablen als überflüssig zu erachten, die von vornherein den mathematischen Gegebenheiten entsprechend als auch für Psychisches geltend angesehen wurde.

Skizze einer Taxonomie des Erlebens

Gibt es nun eine Alternative für die Entwicklung einer Taxonomie des Erlebens? Ich möchte auf eine Alternative hinweisen, die ihren Ausgangspunkt von *neuropsychologischen* Beobachtungen nimmt.

Die Forschung mit hirnverletzten Patienten, so wie sie seit etwa einhundert Jahren durchgeführt wird, hat wesentliche Aufschlüsse über die Repräsentation von Verhaltens- und Erlebensweisen im Gehirn gebracht. Auch wenn über die spezielle Weise der Repräsentation noch viel zu wissen übrig bleibt, muß man jedoch *ein* wesentliches Ergebnis herausstellen, das nicht selbstverständlich ist, nämlich die *Lokalisation* von Funktionen in bestimmten Hirnbereichen. Neben der Lokalisation als mögliche Weise der Repräsentation ist auch denkbar, daß verschiedene neuronale „Algorithmen", die sich überlappend an den gleichen Orten lokalisiert vorstellen lassen, spezifische Funktionen repräsentieren.

Dabei ist ein neuropsychologischer Befund für die folgende Diskussion besonders wichtig, nämlich die Tatsache der interindividuellen Konstanz von Funktionsausfällen. Gerade die Arbeiten der letzten Jahre mit der Einsatzmöglichkeit neuer Techniken (Computertomographie, lokale Durchblutungsmessungen) haben ergeben, wo im Gehirn verschiedene Funktionen repräsentiert sind. Als *lokalisiert* kann eine Funktion dann angesehen werden, wenn sie eindeutig an einen Ort im Gehirn gebunden ist; dies bedeutet, daß bei Störungen in anderen Bereichen des Gehirns genau diese Funktion intakt bleibt. Als methodische Strategie für die Aufklärung der Lokalisation von Funktionen hat sich die „doppelte Dissoziation von Funktionen" bewährt (Milner u. Teubner 1968): Eine Läsion in einem Gebiet A führt zu Ausfall der Funktion A', jedoch nicht der Funktion B'; eine Läsion in einem Gebiet B führt zum Ausfall der Funktion B', jedoch nicht der Funktion A'. Was hier als Funktion angesehen wird, meint sowohl die an die Struktur gebundene physiologische Funktion, als auch die dadurch bedingte psychische Repräsentanz dieser Funktion. Die sich für das Leib-Seele-Problem ergebenden Fragen sind bei einer monistischen Einstellung, die hier vertreten wird, lösbar (vgl. Pöppel 1982).

Es soll im nächsten Schritt nicht gefragt werden, *was* diese Funktionen sind, sondern *wie* sie entstanden sind. Zur Beantwortung dieser Frage wird eine entwicklungsgeschichtliche Position eingenommen. Funktionen sind Abbild von phylogenetisch gewordenen neuronalen Programmen, für deren Entwicklung eine Notwendigkeit bestand. In Gehirnen verschiedener Arten wurden im Lauf der Evolution die verschiedensten neuronalen Funktionsprogramme entwickelt, um mit wachsenden oder sich ändernden Ansprüchen der Umwelt fertig zu werden.

Diese Programme (oder Module) kann man erschließen, – und dies ist eine Grundthese dieser Überlegungen –, indem man den Katalog der möglichen *Ausfälle* betrachtet. Es wird die nicht unwahrscheinliche Annahme gemacht, daß jedes Programm auch einmal ausfallen kann. Aus dem Ausfall, aus der Pathologie also, wird die psychologische Notwendigkeit des Funktionsprogramms erschlossen. Der Ausfall einer Funktion ist ihr eigener Existenzbeweis. Zur experimentellen Sicherung dieser These ist Voraussetzung, daß Funktionsausfälle interindividuell beschrieben werden können. Ein nur in einem Fall vorhandener Ausfall reicht zur Funktionsdefinition nicht aus, da individuelle Besonderheiten vorliegen können, die durch die einmalige Konstellation einer Läsion bedingt sein können. Damit Funktionen in den Elementenkatalog aufgenommen werden, muß deren allgemeine Verankerung im Gehirn gezeigt werden.

Es wird also angenommen, daß phylogenetische Randbedingungen zur Entwicklung psychischer Funktionen führen. Psychische Funktionen, die auf neuronalen Programmen beruhen, orientieren sich dabei nicht an physikalischen Gesetzen, so wie sie vom menschlichen Geist geordnet wurden (Pöppel 1982), sondern nach Bedingungen des Verhaltens in einer physischen und sozialen Umwelt, in der es zu überleben gilt. Aus dem Katalog der spezifischen interindividuellen Funktionsverluste ergibt sich das Rohmaterial für eine mögliche Klassifikation psychischer Funktionen, der *Module des Erlebens*. Und von den Elementen eines solchen Katalogs wird behauptet, daß ihnen eine evolutionäre Notwendigkeit zugrunde lag.

Eine Taxonomie des Erlebens, die ausgeht von in der Evolution entwickelten Verhaltens- und Erlebnisweisen, wie sie ökologisch notwendig waren, ist meines Erachtens eine dem menschlichen Erleben eher zukommende Klassifikation, als eine schon abstrahierte, an der Physik orientierte Klassifikation, die sich auf die allereinfachsten Phänomene in reduktionistischer Weise beschränken muß. Will man jedoch dem Ausgangspunkt einer solchen Taxonomie Kritik widerfahren lassen, muß man natürlich betonen, daß der Physikalismus durch einen Biologismus ersetzt wird. Dies muß allerdings nicht als Vorwurf stehenbleiben, sondern kann als Bestätigung eines monistischen Denkens angesehen werden, daß nämlich Psychisches nicht unabhängig von Hirnfunktionen (also Biologischem) zu denken ist (Lorenz 1973).

Auf der Grundlage dieses Gedankens, daß Erlebtes Abbild einer neuronalen Funktion ist, soll nun versucht werden, einige Gliederungsgesichtspunkte innerhalb einer so konzipierten Taxonomie zu erarbeiten. Es werden vier Funktionsbereiche unterschieden, innerhalb welcher Module für spezifische Funktionen zuständig sind: Module der Informations*aufnahme,* der *Bearbeitung* aufgenommener Information, der *Bewertung* aufgenommener Information und solche des *Agierens* und *Reagierens.*

In den Bereich der Module für die Informationsaufnahme gehören die Wahrnehmungsfunktionen der verschiedenen Sinnessysteme. Studien aus Neuroanatomie und Neurophysiologie legen den *modularen* Aufbau sensorischer Informationsverarbeitung nahe, wobei jedem Modul eine bestimmte Funktion bzw. Wahrnehmungskategorie zuzuordnen ist. Als Beispiel sei hier das Farbensehen genannt (Zeki 1978). Das Beispiel Farbe eignet sich deshalb besonders gut, als gezeigt wurde, daß ein bestimmtes Hirnareal für Farbwahrnehmung, und nicht für Wellenlängendiskrimination zuständig zu sein scheint. Farbe ist eine Wahrnehmungs*kategorie,* während die Wellenlänge eine physikalisch definierte Größe ist. Während sich die spektrale Zusammensetzung von Reizen nahezu beliebig ändern kann, bleibt die Farbe eines Objektes (bei photoptischen Adaptationsbedingungen) erhalten; eine Orange ist unabhängig von den optischen Betrachtungsbedingungen orange. Farbe ist eine Wahrnehmungskategorie, nicht ein physikalisch definierter

Reiz, mit einer ihr eindeutig zugeordneten Empfindung. Gerade an einem so einfachen Beispiel zeigt sich die Unzulänglichkeit eines an der Physik orientierten Reduktionismus, der der Realität unserer Wahrnehmung nicht gerecht werden kann.

Unser Zugang zu der uns umgebenden Welt wird durch neuronale Mechanismen in den Sinnessystemen ermöglicht, die für bestimmte *Reizkonstellationen* in der Umwelt bereitstehen. Diese aus der Verhaltensforschung seit langem bekannte Tatsache bestätigt sich seit einiger Zeit auch in neurowissenschaftlichen Untersuchungen. Die Anpassung unserer Sinnessysteme auf Reizkonstellationen impliziert, daß unsere Sinneserfahrung über die Welt nicht beliebig offen, sondern notwendigerweise begrenzt ist. Nur solche Reizkonstellationen, für die es neuronale Programme der Informationsaufnahme gibt, können empfangen werden. Wenn in unserer Entwicklungsgeschichte nie ein Selektionsvorteil für bestimmte Reize oder Reizkonstellationen gegeben war, dann haben wir zu ihnen keinen direkten sinnlichen Zugang, sondern können sie allenfalls erschließen, wie das Beispiel der Elektrorezeption zeigt, für das bei anderen Lebewesen offenbar ein Selektionsgrund vorlag.

Die hier angesprochenen Reizkonstellationen sind natürlich im physikalischen oder mathematischen Sinn nicht „einfach", sondern können außerordentlich kompliziert sein. Es gibt Hinweise auf spezielle neuronale Mechanismen für das Erkennen von Gesichtern (Yin 1970); es gibt aber z. B. keinen Hinweis für spezielle neuronale Programme zum Erfassen von Buchstaben. Die Reizkonstellation eines Gesichtes ist physikalisch gesehen erheblich komplizierter als die von Buchstaben; dennoch mag es so sein, daß ein Gesicht für unser Gehirn etwas „Einfacheres" ist als ein Buchstabe. Dies sei erwähnt, um zu betonen, daß aus der geometrischen Struktur von Reizen bzw. deren „Einfachheit" nicht auf die Existenz von Wahrnehmungskategorien bzw. von Modulen geschlossen werden kann. Das hieße, daß das „Erkennen von Gesichtern" eine psychische Funktion wäre, die in den Elementenkatalog aufgenommen werden müßte, das Lesen von Buchstaben aber nicht.

Was über die visuelle Wahrnehmung gesagt wird, gilt in gleicher Weise für die anderen Modalitäten. Genetisch vorgegebene Module definieren Wahrnehmungskategorien, die in ihrer Zahl begrenzt sind. Eine besondere Klasse solcher Module, die offenbar nur für den Menschen entwickelt wurde, sind die *Sprachlaute,* die trotz ihrer geringen Zahl (Größenordnung 10^2) Bausteine aller Sprachen der Welt sind (Größenordnung 10^3-10^4).

In diesem Zusammenhang sei auch kurz auf die Frage eingegangen, ob „Bewußtheit" Kriterium für eine Funktionsdefinition sein kann. Eine derartige Frage mag jemandem mit einer kognitivistischen Einstellung als merkwürdig erscheinen. Selbstverständlich, mag er sagen, muß eine Sinneserfahrung *bewußt* sein, um eine psychische Funktion sein zu können; sonst wäre diese Funktion „nur" eine physiologische Funktion, wie etwa ein Reflex. Dagegen müssen aber Beobachtungen gestellt werden, die „Bewußtseinspotenz" als Kriterium nicht sinnvoll erscheinen lassen. Neben den bekannten Beobachtungen über die rechtshemisphärischen Funktionen bei Balken-durchtrennten Patienten (Sperry 1974) ist hier besonders das Residualsehen und „blindsight" bei hirnverletzten Patienten zu nennen (Pöppel et al. 1973; Weiskrantz et al. 1974). Solche Patienten sind im üblichen Sinne absolut blind, haben also kein Wissen oder „Bewußtsein" von visuellen Reizen, die im Bereich des kortikalen Skotoms ihres Gesichtsfeldes erscheinen. Diese Patienten können aber trotzdem visuelle Muster „erkennen", sich im Raume orientieren oder affektiv auf Reize reagieren, ohne daß sie ein Wissen oder Bewußtsein über ihre Fähigkeit haben. Bei solchen Patienten werden somit Leistungen beobachtet, die normalerweise als Leistungen des Bewußtseins angesehen werden, bzw. bei denen „Bewußtsein" implizit mitgedacht wird, ohne daß aber Bewußtsein beteiligt ist. Dies bedeutet, daß Bewußtsein nicht Kriterium einer psychologischen Funktion sein kann (zum Bewußtseinsbegriff s. Werth 1983). Für eine Taxonomie des Erlebens ergibt sich hieraus, daß ein Rückgriff auf die bewußte Repräsentation und vor allem auf die *Sprache* nicht ausreicht, um einen vollständigen Elementenkatalog zu erarbeiten. Die bewußte Repräsentation und die Sprache bilden nur eine Teilmenge dessen ab, was den Katalog psychischer Funktionen ausmacht.

Bewußtsein eines Erlebnisses ist aber auch ein nicht ausreichendes Kennzeichen, um dieses Erlebnis für den Katalog zu berücksichtigen. Für „bewußte" Erlebnisse müssen klar unterscheidbare Module auffindbar sein, die die Erlebnisse als Elementarfunktion charakterisieren. Von diesen Elementarfunktionen sind Sekundärfunktionen zu unterscheiden, die bewußt sein können, die aber aufgrund ihrer nicht klar definierten neuronalen Repräsentation nicht in diesen Katalog gehören. Sekundärfunktionen können als von Elementarfunktionen abgeleitet gedacht werden, für die die Interaktion mehrerer Module notwendig ist. Als Beispiel einer Sekundärfunktion aus dem Bereich der Module der Informationsaufnahme sei das Lesen genannt; beim Lesen werden Module aus der visuellen und auditiven Modalität beansprucht.

In den Bereich der Bearbeitungsmodule gehören vor allem jene des Lernens und des Gedächtnisses. Durch die Sinnesorgane aufgenommene Information wird in diesen Modulen aufbereitet und abgespeichert. Dadurch wird dem Organismus Information bereitgestellt, die er möglicherweise in späteren Situationen benötigen könnte. Im Laufe der Evolution wurden zahlreiche Möglichkeiten entwickelt, um sensorisch vermittelte Information aufzubewahren; diese verschiedenen Möglichkeiten werden mit Lernbegriffen belegt wie Habituation, psychomotorisches Lernen, klassisches oder operantes Konditionieren.

Eine besondere Lernform ist die Prägung. In bestimmten festgelegten Abschnitten der Biographie haben Sinnesreize eine andere Bedeutung für den Organismus als früher oder später. Das besonders in der Verhaltensforschung untersuchte Konzept des Prägungslernens scheint auch für die menschliche Entwicklung von Bedeutung zu sein. Fehlen beispielsweise in der sensiblen Phase der Prägung bestimmte, vom Organismus gleichsam „erwartete" Reizkonstellationen, dann kann es zu *Fehlprägungen* kommen.

Die auffälligen Unterschiede in der Schmerztoleranz zwischen Menschen verschiedener Ethnien haben wohl ihren Grund darin, daß Schmerzreize unterschiedlich beurteilt werden und in einer Prägungsphase der dadurch beeinflußte Umgang mit Schmerz unterschiedlich „gelernt" wird (Melzack 1973). Es ist auch denkbar, und hier können erstmals psychiatrische Interessen unmittelbar berücksichtigt werden, daß Prägung im emotionellen Bereich wichtig ist. Fehlen beispielsweise in der Prägungsphase vom Organismus erwartete affektive Reize, kann es möglicherweise zur Fehlprägung in einer bestimmten emotionellen Dimension kommen, indem biologisch unerwünschte Ersatzreize vom Organismus aufgegriffen und irreversibel im Gedächtnis verankert werden und dadurch im späteren Leben das Verhalten in einer bestimmten, meist unerwünschten Richtung beeinflussen.

Aus dem Gesagten ergibt sich schon, daß die Bearbeitung sensorischer Information nicht unabhängig von ihrer *Bewertung* gedacht werden kann. Wie an anderer Stelle ausführlich dargestellt wurde (Pöppel 1982), ist unsere Wahrnehmung, unser Lernen und Denken von vornherein eingebettet in eine Dimension des Bewertens. *Eine* Grunddimension ist die Bewertung nach Lust und Unlust. Was wir perzipieren, uns vorstellen oder empfinden, ist immer schon gefärbt durch ein Mehr oder Weniger an Lust und Unlust. Ein Kennzeichen der schweren Depression ist bekanntlich, daß diese Färbung des Erlebens durch die Lust-Unlust-Dimension eingeschränkt zu sein scheint.

Andere Module des Erlebens, die diesem Bereich der Bewertung von aufgenommener Information zugehören, sind begründet durch neuronale Programme, die die Aggression steuern, die sexuelle Bedürfnisse bestimmen oder Hunger und Durst vermitteln. Für einzelne dieser Bewertungsmodule ist ihre Lokalisation im Gehirn bekannt, so daß man wohl davon ausgehen kann, in nicht zu ferner Zukunft einen vollständigen Katalog aller neuronalen Module zur Verfügung zu haben, die den verschiedenen Emotionen zugrunde liegen (z. B. Ploog 1979, 1980).

Schließlich sei noch auf die Module im Bereich des Agierens und Reagierens verwiesen. Für zahlreiche Bewegungsabläufe, sei es in der gesamten Körpermotorik oder in ausgezeichneten Bereichen, wie beim Sprechen oder in der Mimik, scheint es genetisch festgelegte Programme zu geben, die bei bestimmten Reizkonstellationen automatisch ablaufen.

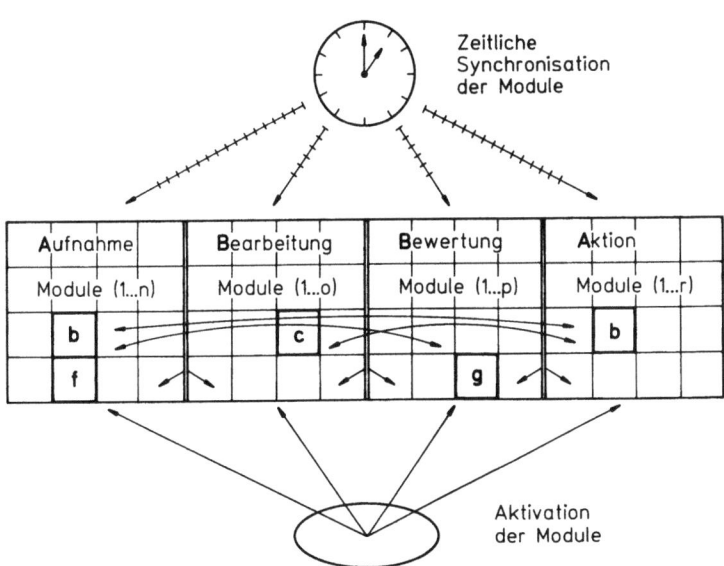

Die hier skizzierte Taxonomie des Erlebens ist in einer Abbildung noch einmal schematisch zusammengefaßt. Die vier Bereiche mit ihren Funktionsmodulen sind nebeneinandergestellt. In den Modulbereichen sind einige Module hervorgehoben, um damit anzudeuten, daß in ihnen bestimmte elementare Funktionen repräsentiert sind. Die Zahl der Module in den Bereichen muß selbstverständlich als unterschiedlich angesehen werden. Die quer laufenden doppelten Pfeile weisen auf die enge anatomische und damit auch funktionelle Verknüpfung zwischen den Modulen der verschiedenen Bereiche (A B B A) hin. Auch wenn hier gedanklich von selbständigen Modulen ausgegangen wurde, so können diese in ihrer Funktion nicht als vollkommen selbständig angesehen werden. Die Tätigkeit eines Wahrnehmungsmoduls ist nie unabhängig von der Beanspruchung von Modulen aus den Bereichen Bearbeitung und Bewertung (und vermutlich auch Agieren und Reagieren). Ein Gefühl kann als eine Bewertung angesehen werden, die sich auf ein wahrgenommenes Ereignis bezieht. In dem Bereich der Aufnahme von Informationen sind zwei Module (b, f) hervorgehoben, um dadurch zu veranschaulichen, wie Sekundärfunktionen (etwa das Lesen) implementiert sich vorzustellen sind.

In dem modularen Aufbau unseres Erlebens kommt bei den hier skizzierten Taxonomien ein weiterer Gedanke hinzu: Bestimmte psychische Phänomene, die man bisher als „Funktionen" angesehen haben mag, gehören *nicht* in den Katalog der Elementarfunktionen. Diese Phänomene lassen sich auf der Erlebnisebene als „Erregung" einerseits und als „Zeiterleben" andererseits bezeichnen.

Erregung – oder Aktivation – ist ein operativer Mechanismus, der das Funktionsniveau der Module bestimmt. Aktivation ist nicht unabhängig von psychischen Funktionen, die in neuronalen Modulen begründet sind, zu denken. Dieser Sachverhalt ist durch die aus der ellipsoiden Quelle entspringenden, sich auffächernden Pfeile gekennzeichnet. Jeder einzelne Modul ist mit dem Aktivationsmechanismus verbunden. Sinkt die Energie, die aus dem Aktivationsmechanismus fließt (wie im Schlaf oder im Koma), dann verlieren die Module ihre Funktionsfähigkeit.

Ein anderer operativer Mechanismus, der für das interaktive Funktionieren der Module angenommen werden muß, ist ein zeitlicher Synchronisationmechanismus. Es wird eine „Uhr" angenommen, die es ermöglicht, daß die Tätigkeiten der räumlich getrennten Module zeitlich aufeinander bezogen werden. Experimentelle Beobachtungen legen die Hypothese nahe, daß die zeitliche Synchronisation über einen oszillatorischen Prozeß mit einer Frequenz bei 30 Hz ermöglicht wird (Pöppel 1978, 1982). Dieser oszillatorische Prozeß wird als Grundlage dafür angenommen, daß die zentrale Informationsverarbeitung nicht kontinuierlich, sondern *gequantelt* abläuft. Die Zeitquanten sind durch die Querstriche auf den von der Uhr ausgehenden Pfeilen symbolisiert. Der zeitliche Synchronisationsmechanismus ermöglicht, daß die Aktivität in den Modulen „gleichzeitig" — im Sinne von Gehirnzeit — abläuft.

Spekulative Implikationen der Taxonomie für die Psychiatrie

Kann sich die Psychiatrie aus der hier vorgestellten Taxonomie einen Nutzen erhoffen? Oder anders, sehr technisch gefragt: Lassen sich Krankheiten „konstruieren"? Zur Beantwortung dieser Fragen sei wieder auf die Abbildung verwiesen, und es seien drei theoretische Störungsmöglichkeiten erwähnt, die möglicherweise psychiatrisch relevant sind. Störungen sind vorstellbar
a) im Bereich der Module selbst,
b) in der energetischen Versorgung der Module und
c) in der zeitlichen Synchronisation der Module.

Wenn ein Modul vollständig ausfällt, beispielsweise nach einer Läsion, dann steht eine bestimmte Erlebnisdimension nicht mehr zur Verfügung. Derartige Störungen sind üblicherweise neurologisch bedeutsam. Wenn jedoch der betreffende Modul noch funktionsfähig ist, aufgrund von Fehlprogrammierung aber nicht das vollbringt, wofür er eigentlich entwickelt wurde („Fehlprägung"), dann kann eine Erlebnis- oder Verhaltensstörung vorliegen. Die Entstehung neurotischen Verhaltens kann so gedacht werden, daß *Bewertungsmodule* in der persönlichen Biographie fehlprogrammiert wurden. Psychiatrisch bedeutsame Störungen würde man im wesentlichen in diesem Bereich der Bewertungsmodule finden. Nehmen wir beispielsweise an, daß Entwicklungsstörungen (ontogenetische Fehlprogrammierungen) in der Bindungsprägung vorliegen, dann läßt sich daraus der Vertrauensmangel erklären, der so manchen Neurotiker charakterisiert.

Ein ganz anderes Krankheitsbild ergibt sich, wenn die Aktivation der Module aufgrund einer Störung nicht mehr gewährleistet ist. Reduziert man die energetische Versorgung, kommt es zur chronischen Überlastung der Module und, als möglicher Konsequenz, zur Verhaltens- und Erlebenssperre. Ein derartiges Krankheitsbild zeigen manche Depressive. Eine übermäßige Aktivation der Module kann zum agitierten Verhalten führen. Eine pathologische, längerfristige Über- und Unteraktivation ergäbe den Wechsel von Manie und Depression. Selbst wenn die veränderte Aktivation nur den Bereich der Bewertungsmodule beträfe, würden aufgrund der engen Vernetzung der Module solche Effekte sich auch auf die anderen Bereiche auswirken. Man würde beispielsweise Störungen der Perzeption, des Lernens und der Motorik beim Depressiven voraussagen. Pharmakologisch oder anders herbeigeführte Verbesserung der Aktivation der Module müßte dann die Erkrankung aufheben.

Welcher Art könnten die Störungen sein, wenn der zeitliche Synchronisationsmechanismus nicht mehr sachgerecht funktioniert? Eine Änderung im zeitlichen Ablauf der normalerweise miteinander synchronisierten Module hätte beispielsweise zur Folge, daß die Realität im Gehirn nicht mehr richtig abgebildet wird. Wenn die Aufeinanderfolge von Ereignissen in der Umwelt und im Gehirn nicht mehr übereinstimmen, muß sich für den Patienten das Erlebnis von Akausalität einstellen. Die Abfolge von Gedanken hätte keinen Bezug mehr zur Realität. Der Verlust von Zeitmarken bei der Alkoholpsychose ist gelegentlich für die Konfabulation dieser Patienten verantwortlich gemacht worden (van der Horst 1932). Es müßte geprüft werden, ob nicht manche bei Schizophrenen auffälligen Symptome im Zusammenhang stehen mit Störungen in der zeitlichen Verarbeitung von Information.

Schlußbemerkung

Es scheint, als könne man auf der Grundlage einer evolutionstheoretisch ausgerichteten Taxonomie eine Brücke schlagen zwischen den einzelnen Neuro-Psycho-Disziplinen. Es ist aber auch klar, daß dem hermeneutisch orientierten Psychologen oder Psychiater dieser Versuch als außerordentlich fragwürdig erscheinen mag, da er zu biologistisch oder auch zu technisch ist. Er mag sich fragen: Wo bleibt der einzelne Mensch, die Persönlichkeit? Die individuelle Besonderheit steht nicht zur Disposition. Aber gäbe es keine Konstanten im menschlichen Erleben und Verhalten, dann könnte man nicht einmal miteinander reden. Auf diese Konstanten sollte im Rahmen einer Taxonomie hingewiesen werden.

Die Anfangsbuchstaben der Modulbereiche waren ABBA; als weitere Mechanismen wurden Aktivation (A) und eine Uhr (Kronometer: K) angenommen; im Bereich der Bewertung wurde die Lust-Unlust-Dimension (L) hervorgehoben. Daß zufälligerweise diese Anfangsbuchstaben das Wort KABBALA ergeben, mag bedeuten, daß der hier vorgestellte Gedanke Geheimwissenschaft eines Einzelnen bleibt.

Literatur

Einstein A (1934) Zum Weltbild des theoretischen Physikers. In: Mein Weltbild. Querido, Amsterdam
Fechner GT (1860) Elemente der Psychophysik. Leipzig
Horst L van der (1932) Über die Psychologie des Korsakowsyndroms. Monatsschr Psychiat Neurol 83:65-84
Keeser W, Pöppel E, Mitterhusen P (1981) Schmerz. Urban & Schwarzenberg, München
Lorenz K (1973) Die Rückseite des Spiegels. Piper, München
Melzack R (1973) The puzzle of pain. Basic Books, New York
Milner B, Teuber H-L (1968) Alteration of perception and memory in man: Reflections on method. In: Weiskrantz L (ed) Analysis of behavioral change. Harper & Row, New York, pp 268-357
Morawetz R, Pöppel E (1983) Psychophysik der Schmerzmessung. In Vorbereitung
Ploog D (1979) Phonation, emotion, cognition. With reference to the brain mechanisms involved. In: Brain and Mind. Ciba Foundation, Ser 69, Excerpta Medica, Amsterdam, pp 79-98
Ploog D (1980) Emotionen als Produkt des limbischen Systems. Med Psychol 6:7-19
Pöppel E (1978) Time perception. In: Handbook of sensory physiology, vol VIII. Perception. Springer, Heidelberg Berlin New York Tokyo, pp 713-729
Pöppel E (1982) Lust und Schmerz. Grundlagen menschlichen Erlebens und Verhaltens. Severin & Siedler, Berlin
Pöppel E, Held R, Frost D (1973) Residual visual function after brain wounds involving the central visual pathways in man. Nature 243: 295-296
Sperry R (1974) Lateral specialization in the surgically separated hemispheres. In: Schmitt FFO, et al. (eds) The neurosciences. Third study program. MIT Press, pp 5-19
Swets JA (1964) Signal detection and recognition by human observers. Wiley, New York
Weiskrantz L, Warrington EK, Sanders MD, Marshall J (1974) Visual capacity in the hemianopic field following a restricted occipital lesion. Brain 97:709-728
Werth R (1983) Bewußtsein. Psychologische, neurobiologische und wissenschaftstheoretische Aspekte. Springer, Heidelberg Berlin New York Tokyo
Yin RK (1970) Face recognition in brain injured patients: A dissociable ability? Neuropsychologia 8:395-402
Zeki S (1978) Functional specialization in the visual cortex of the rhesus monkey. Nature 274:423-429

Die moderne Therapie der Schizophrenie in Klinik und Praxis

J. E. MEYER

Mein Thema, die Behandlung schizophrener Patienten unter stationären und ambulanten Bedingungen, ist psychiatrischer Alltag; zugleich aber berührt es, wie ich zeigen möchte, einige grundsätzliche Probleme der Psychiatrie. Die Schizophrenie ist keine häufige Erkrankung mit einem Lifetimerisiko von 1%, aber sie verläuft in der Mehrzahl der Fälle chronisch oder chronisch-rezidivierend — mit der Konsequenz, daß der Anteil der Schizophrenen unter allen psychiatrischen Neuaufnahmen in der Bundesrepublik 20% beträgt und daß immer noch ein Drittel aller psychiatrischen Betten im Lande mit Schizophrenen belegt sind. Die mir zugänglichen Zahlen aus Hessen (Stichtag Jahresende 79) und aus dem Rheinland (Jahresende 81) betragen 37 bzw. 31%, wobei diese Statistiken unter Auslassung der Universitätskliniken die Anstalten für geistig Behinderte mit umfassen, sonst wäre der Prozentsatz also noch höher.

Die Ursache der Schizophrenie ist nach wie vor unbekannt. Die bis in das 19. Jahrhundert zurückreichende Kontroverse zwischen der Annahme einer, wie man damals sagte, Somatose auf hereditärer Basis und psychogenetischen Modellen besteht fort. Über den Verlauf läßt sich heute sagen, daß es eine „natural history", d. h. einen naturbedingten Krankheitsverlauf bei der Schizophrenie nicht gibt (Wing). An den den Verlauf bestimmenden situativen Faktoren ist nicht zu zweifeln, wie zahlreiche, vor allem katamnestische, Untersuchungen gezeigt haben.

Schon daraus ergibt sich, daß auch unter der Annahme einer — der Psychose zugrunde liegenden — Störung in der

Biochemie des Zentralnervensystems neben der medikamentösen Behandlung der sozialtherapeutischen Betreuung und vor allem rehabilitativen Maßnahmen große Bedeutung zukommt. Wir werden uns im folgenden auf diese beiden einander ergänzenden Therapieformen beschränken und die Frage nach der Effizienz von Psychotherapie im engeren Sinne nur am Rande berühren.

Historisch sind bei der somatischen Therapie der Schizophrenie zwei Abschnitte zu unterscheiden:

1. die sog. Schockverfahren, die Insulinkur und die Elektrokrampfbehandlung, welche beide Anfang der 30er Jahre entwickelt wurden, und
2. die Pharmakotherapie, die Anfang der 50er Jahre eingeführt wurde und dann rasch die Insulinkur ganz und die Elektrokrampfbehandlung weitgehend abgelöst hat.

Zur *Pharmakotherapie,* beginnend mit dem Largactyl bzw. Megaphen, ist festzuhalten, daß hier eine Entwicklung in zweierlei Weise erkennbar ist. Einmal unterscheiden sich die heute angewandten Medikamente, in erster Linie die Butyrophenone wie das Haloperidol, von der Mehrzahl der klassischen Neuroleptika dadurch, daß ihr sedierender Faktor deutlich geringer ist. Das hat den großen Vorteil, daß ein Patient schon sehr bald nach seiner Aufnahme an einfachen rehabilitativen Aktivitäten im Krankenhaus teilnehmen kann. In der Anfangszeit der Neuroleptika – daran möchte ich erinnern – hatte ihre Einführung mancherorts fast so etwas zur Folge wie eine Wiederkehr der Bettbehandlung psychisch Kranker im 19. Jahrhundert. Der andere wesentliche Fortschritt besteht in der Entwicklung der Retard-Medikamente, vor allem also der Depot-Injektionen, die in 1- bis 4-wöchentlichem Abstand gegeben werden. Sie gewährleisten eine gleichmäßige Dosierung durch den Arzt und sind gerade bei der Langzeitbehandlung, etwa zur Rezidivprophylaxe, für den Patienten selbst auch viel praktikabler.

Zahlreiche klinische Studien belegen die Wirksamkeit neuroleptischer Behandlung bei schizophrenen Psychosen. Ich habe bisher immer von *der* Schizophrenie gesprochen, aber wie wir alle wissen, gilt seit Eugen Bleuler und bis heute der Terminus „die Gruppe der Schizophrenien", und die einzelnen Untergruppen reagieren in der Tat auf die medikamentöse Therapie deutlich unterschiedlich. Hier gelten etwa folgende Grundsätze: Je kürzer der Krankheitsverlauf, je akuter das Krankheitsbild und je mehr die Krankheit durch produktive Symptome (vor allem Wahn und akustische Sinnestäuschungen) ausgezeichnet ist, desto besser der medikamentöse Effekt. Die paranoid-halluzinatorische Schizophrenie ist gewissermaßen *die* Zielgruppe für die neuroleptische Behandlung. Umgekehrt sind Psychosen mit Minussymptomatik und symptomarme chronische Schizophrenien medikamentös zumeist weit weniger beeinflußbar.

Von der paranoid-halluzinatorischen Gruppe wissen wir nun auch, daß eine medikamentöse Langzeitbehandlung einen — ich zitiere Hartmann — beinahe absoluten Schutz gegen psychotische Rezidive darstellt. In der Göttinger prospektiven Doppelblindstudie gab es im Laufe eines Jahres in der Verumgruppe zwei und in der Placebogruppe 18 Rückfälle. Die Placebogruppe — noch einmal für sich betrachtet — zeigte innerhalb von 12 Monaten in 72%, innerhalb von 18 Monaten sogar in 90% der Fälle psychotische Rezidive. Das Ergebnis, inzwischen vielfach durch methodisch ähnliche Langzeitstudien bestätigt, war so überraschend eindeutig, daß die Untersuchung vorzeitig beendet werden konnte und — aus ethischen Gründen — mußte. Dabei hatten beide Gruppen die *gleiche* psycho-soziale Betreuung. Diese eindeutige Wirkung neuroleptischer Langzeitbehandlung, über die ich hier spreche, stellt nicht lediglich eine medikamentöse Symptomsuppression dar. Sie ist — wie ein vorausgegangener 6wöchiger Auslaßversuch belegt — eine echte Rezidivprophylaxe, vergleichbar der Lithiumprophylaxe bei der Zyklothymie. Was wir heute noch nicht beantworten können, ist die zentrale Frage, ob eine ausreichende und rechtzeitig begonnene neuroleptische Therapie die Entstehung einer Residualsymptomatik, also des sog. schizophrenen Defekts, verhindern kann.

Wie sieht nun unser therapeutisches Vorgehen im Regelfall aus? Taucht der Verdacht auf eine schizophrene Erkrankung auf, so sollte aus *diagnostischen* Gründen eine stationäre psychiatrische Aufnahme erfolgen. Aus neueren Untersuchungen (Hartmann u. Müller) wissen wir, daß die Erstdiagnose etwa in der Hälfte aller Fälle zu korrigieren ist – zu korrigieren in Richtung auf schizo-affektive Psychosen, verworrene Manie, Borderline und Drogenpsychosen sowie Adoleszenzkrisen, um die wichtigsten Möglichkeiten zu nennen. Zweifellos wird die klinische Aufnahme die Diagnose nicht in jedem Fall absichern können, aber einer eindeutigen Diagnose kommt aus therapeutischen Gründen und auch für die Frage der weiteren Lebensgestaltung – gerade bei jüngeren Patienten – große Bedeutung zu. Wie wir vorgehen, wenn die Diagnose trotzdem offen bleibt, will ich später erörtern.

Wird bei der ersten psychiatrischen Hospitalisierung die Diagnose Schizophrenie etwa nach den Schneiderschen Kriterien gestellt, so sollte mit einer neuroleptischen Behandlung begonnen werden, und zwar m. E. in einschleichender Dosierung, soweit nicht ein akuter Erregungszustand oder heftige psychotische Angst einen Beginn schon mit hohen Dosen, dann u. U. auch in intravenöser Form (Müller u. Steuber), das verlangen. Interessant ist dabei, daß ein gutes Ansprechen auf Neuroleptika schon in den ersten 5 Tagen eine verläßliche Aussage über die neuroleptische Effizienz überhaupt erlaubt, wie Nedopil und Rüther gezeigt haben, allerdings bei von Anfang an konstanter, also höherer Dosierung. Strittig ist immer noch, ob man zur Beherrschung extrapyramidaler Nebenerscheinungen gleich ein Antiparkinsonmittel verordnen soll. Ich bejahe das – vor allem bei jungen Kranken –, weil das am Behandlungsbeginn häufige dysleptische Syndrom sonst u. U. die Behandlungsbereitschaft, die Compliance, ganz oder für lange Zeit zunichte macht. Der Nachteil liegt darin, daß sich unter Biperiden die sog. neuroleptische Schwelle, also das Auftreten feinmotorischer Beeinträchtigung, als Dosierungskriterium weniger deutlich wahrnehmen läßt.

Es ist schwierig, über die *Dosierung* zu sprechen und dabei präzise und zugleich allgemein verbindliche Aussagen zu machen. Bei ansteigender Dosierung richte man sich grundsätzlich nach der psychopathologischen Wirkung. Sind die psychotischen Symptome abgeklungen und sind unter Biperiden keine störenden extrapyramidalen Nebenerscheinungen vorhanden, so ist die Dosierung angemessen. Darauf kommt es an, nicht auf die Dosis als solche, da die Unterschiede der im Einzelfall wirksamen und zugleich nebenerscheinungsarmen täglichen Dosis interindividuell sehr groß sind. Man kann auch noch die Aussage treffen: Bei der Langzeitbehandlung als Rezidivprophylaxe ist die obere Dosierungsgrenze durch das Auftreten feinmotorischer Störungen gekennzeichnet, während wir bei der Akutbehandlung, wenn sich die Psychopathologie als resistent erweist, auch grobmotorische Störungen vorübergehend in Kauf nehmen sollten.

Während der stationären Behandlung erfolgt dann der Übergang auf ein Depotpräparat, das nach Abklingen der akuten Erscheinungen noch mindestens 3 Monate gegeben wird, um danach unter engmaschiger Kontrolle einen Auslaßversuch zu machen. Ist es nicht die Ersterkrankung, sondern sind bereits einige Rezidive aufgetreten, so ist eine Langzeitprophylaxe indiziert. Natürlich ist dies nur sinnvoll, wenn der Patient dem zustimmt.

Und die Neben- und Folgeerscheinungen der Psychopharmaka, von denen heute so viel die Rede ist? Ich beschränke mich auf das Wichtigste: Unter den extrapyramidalen Nebenwirkungen ist die Akathisie mit den sog. „restless legs" die subjektiv am meisten als belästigend erlebte Störung. Die objektiv viel auffallendere sog. Spätdyskinesie oder persistierende Hyperkinese wird vom Patienten oft kaum registriert. Es handelt sich dabei um unwillkürliche choreiforme Bewegungen im oralen und facialen Bereich, aber auch am Stamm und gelegentlich an den Extremitäten. Was wir heute darüber wissen, vor allem auch durch die Arbeiten von Jeste, ist etwa so zusammenzufassen: Die Spätdyskinesie tritt Jahre nach einer neuroleptischen Behandlung auf, sie findet sich unter stationären chronisch Kranken, die neuroleptisch behandelt wurden, mit einer Prävalenz von 25%. Sie betrifft vorwiegend hirnorganisch vorgeschädigte Kranke. Auch scheint sie etwa seit 1970 im Zunehmen begriffen. Die Neuroleptika sind nicht die einzige Ursache der Spätdyskinesien, aber die häufigsten. Absetzen der Neuroleptika läßt das Symptom in fast 40% der Fälle verschwinden; Antiparkinsonmittel oder längere Unterbrechungen der neuroleptischen Therapie helfen nicht gegen die Spätdyskinesie, verstärken sie sogar möglicherweise, wie in der eben publizierten Studie von Johnson et al. in den Acta Scand. gut belegt wird.

Ein besonderes Problem in der Schizophreniebehandlung stellen die depressiven Verstimmungen dar, zumal sie nicht selten mit Suizidalität einhergehen. Zunächst ist daran zu erinnern, daß sich schon bei Kraepelin und Bleuler anschauliche Beschreibungen depressiver Erscheinungen bei Dementia praecox- bzw. Schizophreniepatienten finden. Im Rahmen dieses Beitrages ist es mir nicht möglich, das Thema eingehend zu besprechen, zumal wir gegenwärtig von einem Konsens über das Wesen dieser depressiven Verstimmungen weiter als je entfernt sind. Das zeigt schon die Terminologie: 1961 haben Helmchen und Hippius zusammen mit Selbach depressive Verstimmungen bei Schizophrenen im Verlauf neuroleptischer Behandlung beschrieben und 1967 als *pharmakogene* Depression bezeichnet. Dieser Konzeption ist auch P. Müller in seiner Monographie gefolgt, wobei er eine enge Korrelation zur neuroleptischen Behandlung als gegeben ansah. Müller beschreibt die pharmakogene Depression als nahezu identisch mit einer gehemmten endogenen Depression, nicht selten aber begleitet von Affektlabilität. Dagegen steht die Auffassung vor allem amerikanischer Autoren: Sie nennen die pharmakogene Depression *Akinesie* (Rifkin) bzw. *akinetische Depression* (van Putten), und d. h. sie sehen sie als ein extrapyramidales Symptom an. In jüngster Zeit wird immer häufiger der Terminus „postpsychotische Depression" von McGlashan und Carpenter verwandt, wobei es sich um eine phasische Verstimmung bzw. um ein soziales Rückzugsverhalten handeln soll, welches nach Abklingen der floriden psychotischen Symptomatik in Erscheinung tritt. Ein Studium der Originalarbeit von McGlashan und Carpenter ergibt allerdings folgendes: Die Autoren selbst haben − im Gegensatz etwa zu der Studie von Heinrich über das (von ihm multikonditional aufgefaßte) postremissive Erschöpfungssyndrom − keine Patienten untersucht. Sie geben lediglich eine Literaturübersicht, beginnend mit Mayer-Groß und beziehen auch keine Stellung zur Pathogenese bzw. zur nosologischen Zuordnung dieser depressiven Verstimmungen. Schließlich haben zwei Studien aus jüngster Zeit (Möller und v. Zerssen et al.) ein gänzlich anderes Ergebnis erbracht. Sie fanden eine depressive Befindlichkeit nämlich regelmäßig am Beginn der Psychose und nur selten nach deren Abklingen am ausgeprägtesten. Mit der klinischen Erfahrung läßt sich das wohl nicht in Einklang bringen, was uns auf die bekannten methodischen Einwände hinsichtlich der Meßbarkeit von Depressivität verweist.

Für die Praxis − das ist ja mein Thema − läßt sich z. Zt. folgendes feststellen: Depressive Syndrome sind bei Schizophrenen häufig zu beobachten, Mandel et al. nennen eine Zahl von 25%, meist erst nach dem Abklingen der produktiven Symptomatik. Sie können reaktiv Ausdruck der Verarbeitung der Psychose sein; häufiger sind sie Folge der neuroleptischen Behandlung, so daß therapeutisch zunächst eine Reduktion der Neuroleptika, bei ihrem Fortbestehen aber auch eine vorsichtige antidepressive Behandlung zu empfehlen ist. Tritt die Depressivität gleichzeitig mit deutlichen extrapyramidalen Nebenwirkungen auf, so sind Antiparkinsonmittel verstärkt einzusetzen. Und abschließend noch eine Bemerkung zu dieser, wenn ich so sagen darf, heillos kontroversen Situation: Sie beruht wohl im wesentlichen darauf, daß der schizophrene Antriebsmangel, von dem gleich noch die Rede sein wird, vom Kranken häufig depressiv oder als Erschöpfung erlebt wird und sich psychopathologisch kaum von einem apathisch-depressiven Syndrom abgrenzen läßt.

Zu den Nebenwirkungen (Akathisie, Spätdyskinesie und pharmakogene Depression) kommen noch die medikamentös bedingten, aber reversiblen Potenz- und Zyklusstörungen und die Neigung zur Übergewichtigkeit, deren Ursache immer noch ungeklärt ist.

Der Preis für die neuroleptische Rezidivprophylaxe ist also nicht gering. Man muß sehr sorgfältig abwägen, ob man die neuroleptische Behandlung auf die Behandlung des einzelnen Rezidivs (man nennt das jetzt etwas mißverständlich auch Intervallbehandlung) beschränkt, oder eine Langzeittherapie anstrebt. Daß die akute schizophrene Symptomatik fast immer quälend und ängstigend ist, daß jeder Rückfall ungünstige soziale Auswirkungen haben kann, daß Rückfälle bei paranoid-halluzinatorischer Symptomatik besonders häufig sind und daß das Risiko der Langzeithospitalisierung bei Wahnkranken besonders groß ist, steht außer Frage. Die Summe der möglichen Nebenwirkungen ist aber auch beträchtlich. Man sollte daher bei der Langzeitprophylaxe in jährlichem Abstand prüfen, ob sie weiterhin indiziert ist, etwa durch einen schrittweisen Absetzversuch.

Und hier kommt noch etwas Wichtiges hinzu: Im Gegensatz zur produktiven Symptomatik ist das schizophrene Antriebsdefizit, was Conrad den Potentialverlust und Janzarik die dynamische Insuffizienz genannt haben, medikamentös kaum beeinflußbar. Es gibt dafür keine Psychostimulantien. Es besteht sogar die Gefahr, daß man durch die neuroleptischen Medikamente dieses Antriebsdefizit im

Sinne einer Passivierung noch verstärkt. Es ist – das sei hier schon vorweggesagt – auch das größte und oft unüberwindbare Hemmnis bei jeglicher Art von Rehabilitation.

Ein anderes, allerdings heute sehr selten gewordenes schizophrenes Krankheitsbild, das sich mit Neuroleptika in aller Regel nicht beeinflussen läßt, ist der katatone Stupor. Hier ist – nach einem einmaligen und – das möchte ich betonen – kurzen, medikamentösen Behandlungsversuch – nach wie vor eine klare Indikation für die Elektrokrampfbehandlung gegeben. Es gelingt gewöhnlich schon nach 4-6 Behandlungen, die Symptomatik zu beseitigen. Die früher zu fürchtenden Komplikationen spielen bei der modernen Applikationsform des Elektrokrampfs keine Rolle mehr, und auch die mnestischen Störungen sind bei unilateralem Elektrodensitz in der Regel sehr gering. Im übrigen ist hier noch daran zu erinnern, daß Neuroleptikaüberdosierung zu Bildern führen kann, die einem katatonen Stupor sehr ähnlich sehen. Gaertner et al. haben kürzlich noch einmal darauf verwiesen.

Die Entlassung aus stationärer Behandlung erfolgt dann, wenn die produktive Symptomatik verschwunden und die medikamentöse Einstellung, gewöhnlich also auf ein Depotpräparat, erfolgt ist. Dabei ist zu bedenken, daß sich das Gleichgewicht zwischen Depotneuroleptikum und Blutspiegel bzw. Anreicherung am Wirkungsort erst nach 3-4 Monaten bei gleicher Dosierung einstellt. Das heißt: Wenn ein Patient mit z. B. 1 ml aus der Klinik entlassen wird und diese Dosis nur einmal erhalten hat, so ist er noch nicht richtig eingestellt. Für die anschließende ambulante Behandlung beim Nervenarzt oder in der Poliklinik gilt als wichtigstes Prinzip, daß die Therapie, was das Medikament *und* seine Dosierung betrifft, nicht ohne Grund geändert werden sollte. Dies gilt natürlich nur mit der eben genannten Einschränkung. Der Grundsatz, die klinisch erprobte Medikation beizubehalten, besteht unwidersprochen, auch wenn heute (das ist hier noch nachzutragen) allgemein angenommen wird, daß im Prinzip nicht die Art des neuroleptischen Medikamentes, sondern die

Dosierung für die Behandlungswirksamkeit entscheidend ist. Die Zeit der Wahl des Medikamentes nach der Zielsymptomatik, den sog. target symptoms, ist — anders als bei den Antidepressiva — heute vorbei. Jedenfalls sollte das Medikament beim Übergang auf die ambulante Behandlung wenn irgend möglich beibehalten werden, da mit der Umrechnung auf Äquivalenzdosen nach den vorhandenen Schemata nicht auszuschließen ist, daß es dabei zu anderen oder stärkeren Nebenwirkungen kommt, die nun nicht wie unter stationären Bedingungen rasch beseitigt werden können. Für die Praxis ist noch bemerkenswert, daß viele Autoren bei oraler Medikation befürworten, die gesamte neuroleptische Tagesdosis auf einmal, nämlich zur Nacht, zu verordnen (Kessler u. Waletzky).

Hier schließen sich noch drei Fragen an, bevor wir auf die sozial-therapeutischen Möglichkeiten der Schizophreniebehandlung eingehen:

1. Was ist zu tun, wenn es bei üblicher und hinreichend langer Dosierung nicht gelingt, die produktive Symptomatik zu beseitigen?
2. Soll die Behandlung bei einem Rezidiv stets unter stationären Bedingungen erfolgen?
3. Wie verhalte ich mich, wenn die Diagnose Schizophrenie auch im Krankenhaus offen bleibt?

Zu 1.: Das Fortbestehen produktiver Symptomatik beruht fast immer auf einer Unterdosierung. Dabei ist — neben der einfachen Ursache einer unregelmäßigen Medikamenteneinnahme — zu beachten, daß interindividuell die im Einzelfall notwendige Dosierung um den Faktor 1:15 variieren kann, während intraindividuell, also beim Rückfall des gleichen Patienten, die notwendige Dosierung auffallend konstant bleibt. Die Plasmaspiegelbestimmung ist für die Neuroleptika (im Gegensatz zu den Antidepressiva) noch nicht zur Routinemethode entwickelt. Es kann aber davon ausgegangen werden, daß bei oraler Medikation mit Resorptionsstörungen oder/und durch den sog. first pass effect mit weitgehendem Abbau der Substanz schon in der Leber zu rechnen ist. In diesem Fall bleibt der Patient unterdosiert und läßt dementsprechend auch keine extrapyramidalen Nebenwirkungen erkennen. Bei der großen therapeutischen Breite, gerade der Butyrophenone, kann man im Refraktärfall die Dosierung also bis in den Bereich der sog. Megatherapie steigern oder das Medikament parenteral geben oder – unter stationären Bedingungen – einen Behandlungsversuch mit Clozapin, also dem Leponex, unternehmen. Es wird dadurch zwar nicht in allen, aber doch in vielen Fällen noch gelingen, Symptomfreiheit zu erzielen. Im Vorstadium des Göttinger Projekts konnten von 30 Patienten mit produktiver Restsymptomatik 28 auf diese Weise noch zu voller Remission gebracht werden. Das ist – das möchte ich unterstreichen – kein fragwürdiger therapeutischer Ehrgeiz; denn es ist nicht zweifelhaft, daß ein Fortbestehen der produktiven Symptomatik die Langzeitprognose insgesamt ungünstig beeinflußt.

An dieser Stelle noch einige Worte zum Clozapin: Eine sehr sorgfältige Kontrolle der Leukozytenbefunde (nach den aus Finnland berichteten letalen Fällen) hat ergeben, daß Agranulozytosen zwar unter Leponex vorkommen, aber nicht häufiger als unter trizyklischen Neuroleptika wie dem Levomepromazin (Neurocil) oder dem Perazin (Taxilan). Bei wöchentlichen Blutbildkontrollen wird man eine beginnende Agranulozytose rechtzeitig bemerken und das Medikament absetzen können. Das Leponex sollte weiter Verwendung finden, weil es eine gute antipsychotische Potenz besitzt, keine pharmakogenen Depressionen hervorruft und wegen des anscheinend spezifischeren Wirkungsmechanismus auch keine Spätdyskinesie erwarten läßt. Es gibt darüber hinaus Hinweise dafür, daß manche Schizophrene – refraktär gegenüber den verschiedensten Neuroleptika – auf Leponex und allein auf Leponex anhaltend günstig reagieren (Mauthe).

Zu 2.: Soll man den Patienten im Rezidivfall grundsätzlich wieder einweisen? Das läßt sich nur im Einzelfall entscheiden, wobei die Behandlungsbereitschaft des Patienten, die Belastbarkeit der Familie, die Möglichkeit engmaschiger Betreuung und — ich erwähnte das schon bei der ersten Frage — die Vorerfahrung mit Psychopharmaka entscheidende Faktoren sind. Die Verschiedenartigkeit dieser eben genannten Faktoren zeigt zugleich, daß es keine prinzipielle Einstellung geben kann: also weder unter allen Umständen ambulant zu behandeln, etwa um die sog. Drehtürpsychiatrie zu vermeiden, noch so rasch wie möglich wieder einzuweisen, damit, wie man so sagt, alles getan werden kann. Als Tendenz läßt sich jedenfalls klar erkennen, daß die Bereitschaft und vor allem die Möglichkeiten zur ambulanten Rezidivbehandlung in neuerer Zeit zugenommen haben.

An dieser Stelle möchte ich noch darauf hinweisen, daß vor allem Wing gezeigt hat, daß zwar eine kurze stationäre Aufnahme nicht prinzipiell schädlich ist, daß sie aber heute noch oft aus Gründen erfolgt, die auch ohne Aufnahme ins Krankenhaus, etwa durch Übernahme in eine Tagesklinik, gebessert oder beseitigt werden können. In einer Zeit, in der die Medizin immer dringlicher auf die Kosten-Nutzen-Relation befragt wird, sollte man hier ehrlicherweise aber auch anmerken, daß eine ambulante Behandlung nicht grundsätzlich billiger ist als ein stationärer Aufenthalt; denn eine ambulante Behandlung mit dem Schwergewicht auf dem Versuch der sozialen Wiedereingliederung des Schizophrenen ist nur dann effektiv, wenn sie personalintensiv und demnach teuer ist.

Und nun zur 3. Frage: Wie verhalte ich mich, wenn auch unter klinischen Bedingungen die Diagnose Schizophrenie offen bleibt, wenn sie weniger als wahrscheinlich ist? Die Frage des therapeutischen Vorgehens bei offener Differentialdiagnose in Richtung schizo-affektive Psychose bzw. verworrene Manie braucht uns hier nicht zu beschäftigen, da sich daraus jedenfalls für die Akutbehandlung keine Konsequenzen ergeben. Das große Problem sind hier die Jugendlichen und jungen Erwachsenen mit höchstens passagerer oder geringfügiger schizophrener Symptomatik, also die Abgrenzung zur akzentuierten Reifungskrise, wo u. U. über Monate, manchmal über Jahre die Diagnose Schizophrenie nicht zu sichern ist. Eine neuroleptische Behandlung sollte sich in solchen Fällen (wenn überhaupt) auf kurzfristigen Einsatz in kritischen Situationen oder als Versuch, die Diagnose von der therapeutischen Effizienz her zu sichern, beschränken. Von einer neuroleptischen Langzeitbehandlung ist abzuraten; denn die Neuroleptika wirken ja insgesamt nicht krankheitsspezifisch, sondern symptom- bzw. syndromspezifisch. Sie können also bei einer möglichen Hebephrenie oder Schizophrenia simplex kaum zu einer klinisch deutlich wahrnehmbaren Besserung führen. Im Gegenteil: es besteht die Gefahr, das Krankheitsbild dadurch eher zu verschleiern und die richtige diagnostische Einordnung damit noch zu erschweren. Sinnvoll ist dagegen eine psychotherapeutische Betreuung, wenn ich es hier einmal so unscharf bezeichnen darf, durch einen psychiatrisch erfahrenen Arzt.

Diese Empfehlung zum psychotherapeutischen Vorgehen bei unklarer Diagnose berührt nicht die prinzipielle Frage nach analytischer Psychotherapie schizophrener Patienten überhaupt. Soweit ich mir hier ein Urteil erlauben kann, würde ich sagen, daß die normale Ausbildung zum Psychoanalytiker die Voraussetzung für die Behandlung eines schizophrenen Patienten nicht mit sich bringt, daß eine psychoanalytische Behandlung also nur ausnahmsweise, d. h. bei gegebenen Erfahrungen speziell im Umgang mit psychotischen Patienten, unbedenklich ist.

Was dagegen die Patienten brauchen, deren Diagnose wir nicht sichern können, ist etwas anderes, ist der verläßliche Kontakt zu einer Person, die sich außerhalb des familiären und auch beruflichen Umfeldes befindet und nicht nur psychotherapeutische, sondern auch genügend psychiatrische Erfahrung besitzt, um Risikosituationen des Patienten rechtzeitig zu erkennen.

Damit wende ich mich nun den nicht-medikamentösen Therapien und Reha-Maßnahmen zu. Ich muß es mir leider versagen, darauf näher einzugehen, wie man bei einem Wahnkranken schon mit dem ersten primär diagnostischen Gespräch die Grundlage für die Compliance herstellen kann. Das in den 50er Jahren erschienene Buch von Redlich *The initial-interview* enthält hier wichtige Hinweise. Hervorheben möchte ich, daß für schizophrene Patienten – jedenfalls nach meiner Erfahrung – die Konstanz des Therapeuten von größerer Bedeutung ist als oft angenommen wird. Eine mir lang bekannte schizophrene Kranke, die ich in der Vorlesung vorstellte, hat das einmal so ausgedrückt: „Ein Patient in der Poliklinik ist ein armer Mensch. Ich bin gut dran, ich weiß, daß mein Doktor noch ein halbes Jahr in der Poliklinik bleibt."

Soviel als Vorbemerkung. Nun zu der wichtigen Frage: Wohin soll ein Schizophrener, wenn er symptomfrei und medikamentös eingestellt ist, entlassen werden: nach Hause oder nicht, d.h. nach Hause oder in eine halbstationäre Einrichtung, in ein Psychiatrisches Übergangsheim oder in eine Therapeutische Wohngemeinschaft? In vielen Fällen fehlen uns Kriterien, um diese Frage klar zu beantworten; denn das vor allem von englischen Psychiatern betonte Prinzip, das ursprünglich von Venable stammt und das auch Ciompi jetzt wieder hervorgehoben hat, die Umwelt des schizophrenen Patienten solle weder unter- noch überstimulierend sein, ist zu allgemein, als daß es uns als Richtlinie dienen kann. Wie vorher Brown and Wing, meinen jetzt Leff und Vaughn nachweisen zu können, daß es eine direkte Korrelation gibt zwischen der Häufigkeit der Rezidive entlassener Patienten und sog. „high expressed emotion homes". Damit sind Familien gemeint, in denen es von seiten der Schlüsselperson besonders häufig zu kritischen Kommentaren über den Patienten und sein Verhalten kommt. Übrigens fanden Brown und

Wing nicht nur diese Korrelation, sondern ebenso eine zu der Neuroleptikabehandlung.

In der Praxis stellt sich die Frage bei vielen, vor allem jungen Schizophrenen, nicht, weil häufig auch bei sonst sehr behandlungsbereiten Patienten der eindeutige Wunsch, zu den Eltern zurückzukehren, unüberwindlich ist. Hier hat sich im Laufe der letzten Jahrzehnte aus meiner Sicht nur wenig geändert. Immer noch begegnen uns die typischen und tragischen Fälle, wo der jung erkrankte Schizophrene nach jedem Rezidiv zu den Eltern zurückkehrt und dort – mehr oder minder beschäftigungslos und nicht selten autistisch – verbleibt, bis die Eltern sterben und eine Dauerhospitalisierung unvermeidlich wird.

Wie bereite ich den Patienten auf die Entlassung vor? Ich erinnere noch einmal an das medikamentös kaum beeinflußbare Handikap der dynamischen Insuffizienz oder des Antriebsmangels. Als Konsequenz ergibt sich die Notwendigkeit, im Krankenhaus so früh wie möglich mit der Aktivierung zu beginnen, d. h. mit der Beschäftigungstherapie, mit Sport, bei dominierenden Körperschemastörungen auch mit krankengymnastischer Behandlung (Scharfetter). Wo immer dies möglich ist, sollte der Kranke schon unter stationären Bedingungen den Schritt von der Beschäftigungs- zur Ergotherapie tun und eine beschützende Werkstatt aufsuchen. Gerade in der Ergotherapie kann der Schizophrene schon zu einer Zeit erste oberflächliche Kontakte zu anderen Menschen aufnehmen, in der er in seiner Verletzlichkeit noch jede persönliche Bindung meidet. Anstelle der beschützenden Werkstatt kommt, wenn der Patient vorher berufstätig war, heute auch ein Arbeitsbelastungsversuch in Frage, wobei man sich meist nur schrittweise einem Achtstundentag nähern kann. Für diese ersten Reha-Maßnahmen soll man sich Zeit lassen, besonders bei Erstaufnahmen. Zu diesem Zeitpunkt kann ein verhaltenstherapeutisches Konzept von Nutzen sein. Dies läßt sich verbinden mit Strategien, das kognitive Defizit des Kranken zu bessern, wie sie etwa von Frau Sülwold oder Hartwich vorgeschlagen worden sind.

Für den Zeitpunkt der Entlassung aus stationärer Behandlung ist also der medikamentöse Erfolg, die Beseitigung der produktiven Symptomatik, nur ein und nicht das Kriterium. Zu diesem Zeitpunkt wird übrigens der Einsatz des Sozialarbeiters bzw. Sozialpädagogen oft wichtiger als der des Arztes. Auf die Frage, ob es sinnvoll ist, daß der Patient eine anspruchsvolle Ausbildung, etwa sein Studium, fortsetzt, kann ich hier nicht näher eingehen. Man hat, auf diese Bemerkung will ich mich beschränken, den Eindruck, daß es dem Therapeuten meist sehr schwer fällt, den Abbruch einer solchen Ausbildung rechtzeitig zu empfehlen; dabei muß man allerdings bedenken, daß es oft noch mehr an der Motivation und am Durchhaltevermögen für eine Umschulung auf eine einfachere Tätigkeit mangelt.

Die neuroleptische Depotmedikation hat in der nervenärztlichen Praxis wie in der Poliklinik den Vorteil, daß man den Patienten in regelmäßigen Abständen spricht – vor allem, wenn es gelingt, auch die Angehörigen in die Therapie mit einzubeziehen. Das ersetzt allerdings noch nicht den *Hausbesuch*. Auch dem erfahrenen Psychiater bleibt vieles über den Tagesablauf, über die Wohnbedingungen und über die Freizeitgestaltung Schizophrener verborgen, wenn – wie es heute meist noch der Fall ist – die Voraussetzungen für Hausbesuche durch einen Sozialarbeiter oder eine Fachkrankenschwester oder -pfleger fehlen. Bei einer genauen Kenntnis aller drei Bereiche, der Wohnsituation, der Arbeit und der Freizeit, wird sich oft zeigen, daß der Schizophrene in einer mitmenschlichen Isolierung lebt. Wie Wing betont, kann diese Isolierung zu den primären, d. h. krankheitsbedingten Behinderungen gehören; sie kann auch sekundär durch Hospitalismus oder durch eine symbiotische Bindung des nach Hause entlassenen Patienten an seine Eltern erzeugt bzw. noch verstärkt werden. Sie ist zweifellos neben dem Antriebsmangel das wichtigste Element in der Behinderung Schizophrener.

Wir blicken noch einmal zurück, und ich zitiere: „Da wir die eigentlichen Ursachen der Dementia praecox nicht kennen, werden wir auch an deren Bekämpfung z. Zt. nicht denken können." Mit diesem einen Satz behandelte Kraepelin in der 8. Auflage seines Lehrbuchs die Therapie der Schizophrenie. Das war 1913, vor 70 Jahren. — 1947 schreibt von Braunmühl, der damalige Direktor von München-Haar, der zur Einführung der Insulintherapie in Deutschland viel beigetragen hat: „Wir sind heute in unserem therapeutischen Können viel weiter fortgeschritten als in der Erkenntnis vom Wesen der Krankheiten, die wir behandeln." Das ist auch die gegenwärtige Situation. An dieser Diskrepanz zwischen therapeutischer Effizienz und der ungeklärten Ätiologie hat sich im Prinzip nichts geändert.

Die Ergebnisse der Akutbehandlung Schizophrener, speziell aus der paranoid-halluzinatorischen Gruppe, sind erstaunlich positiv, der sozialtherapeutische Ansatz und die Reha-Bemühungen lassen sich — hauptsächlich aus methodischen Gründen — in ihrer Wirkung auf die Prognose schizophrener Patienten weit schwerer abschätzen. Faßt man die Arbeiten zur *Langzeitprognose* zusammen, so gut dies bei unterschiedlicher Methodik geht, so kann man etwa von 25% Heilungen und einem Drittel ausgeprägten Besserungen sprechen. Schon nach dem 5. Erkrankungsjahr sind dramatische Verschlechterungen selten, Besserungen überwiegen. Im Alter kommt es regelmäßig zu einem Rückgang der Symptomatik. Diese Aussagen nach Bleuler, Huber, Groß und Schüttler betreffen Patienten, deren Erkrankungsbeginn *vor* den Neuroleptika und auch vor den modernen sozialtherapeutischen Bemühungen lag. Wieweit sie mit dem Elektrokrampf bzw. der Insulinkur und wie lange nach Erkrankungsbeginn behandelt wurden, geht leider nicht daraus hervor. In einer amerikanischen Studie von Bland et al. aus dem Jahre 1978 mit einer engen Schizophreniediagnose fanden die Autoren nach 10 Jahren ein Viertel der Fälle schwer, ein Viertel mittelgradig behindert und über 50% gering oder gar nicht beeinträchtigt. Sie heben hervor, daß sich die Prognose schizophrener Psychosen in den letzten Jahrzehnten verbessert hat. Man muß diese Aussage aber relativieren, weil sich die Langzeitkatamnese hier auf Erstaufnahmen beschränkt, also von einer selektierten Serie ausgeht, die eine günstigere Prognose erwarten läßt. Wahrscheinlicher wird die Besserung der Prognose durch Witstedts Zusammenstellung von katamnestischen Studien zwischen 1888 und 1965, wobei der Rückgang der Hospitalisierungsrate etwa ab Kriegsende deutlich wird.

Ich komme zum Schluß: Ein exakter Nachweis, ob und inwieweit die von mir geschilderten therapeutischen Maßnahmen die Prognose der Schizophrenie — Prognose hier im Sinne von Langzeitverlauf — verbessert haben, steht noch aus. Die Daten, die ich hier anführte, sprechen dafür, daß sich mit der Einführung der sog. Schockverfahren und dann der Psychopharmaka die Akutbehandlung der Schizophrenie entscheidend gebessert hat. Die Verkürzung der stationären Behandlungszeiten als hartes Datum ist dabei — das sollte man nicht vergessen — nicht allein das Resultat der jeweiligen biologischen Behandlungsmethoden, sondern hängt auch ab von der jeweiligen Einstellung der Gesellschaft zu psychisch Kranken, vom therapeutischen Optimismus bzw. Pessimismus der in der Psychiatrie tätigen Ärzte, von der Art und Zahl der ambulanten Einrichtungen usw. Es mag offen bleiben, ob die biologischen Behandlungsmethoden, wofür vieles spricht, die moderne Sozialtherapie erst möglich gemacht haben. Wenn man Hermann Simon liest, werden einem seine sozialtherapeutischen *Ziele* sehr modern anmuten. Die Wirklichkeit seiner Zeit war aber sicher hinsichtlich Sozialtherapie und Rehabilitation nicht mit der Gegenwart zu vergleichen, sowenig uns das bisher Erreichte zufriedenstellen kann. Es war meine Aufgabe, die heute zur Verfügung stehenden Behandlungsmöglichkeiten für schizophrene Kranke zu beschreiben und kritisch zu bewerten.

Dieser Vortrag erscheint in erweiterter Fassung und mit Literaturangaben in der Zeitschrift „Der Nervenarzt" im Jahre 1984

Zur Geschichte des „Münchener Nervenärztlichen Kolloquiums"

H. HIPPIUS

Das Gebiet der Nervenheilkunde ist in den letzten Jahrzehnten so gewachsen, daß es sich zwangsläufig in verschiedene Teilgebiete gliedern mußte. Dem wird in der Ausbildung zum Arzt und in der Weiterbildung Rechnung getragen. Das war eine notwendige Entwicklung, die jedoch keinesfalls so weit getrieben werden darf, daß die verschiedenen Zweige der Nervenheilkunde den Kontakt miteinander verlieren. Um die Gefahr der Aufsplitterung zu vermeiden, wurde 1971 – anknüpfend an alte Traditionen der Münchener Nervenklinik – ein Nervenärztliches Kolloquium ins Leben gerufen, das seither 9-10mal im Jahr stattfindet. Dieses Kolloquium wurde von Beginn an getragen von den Psychiatrischen und Neurologischen Kliniken beider Münchener Fakultäten, der Neurochirurgischen Klinik und dem Neuropathologischen Institut der Medizinischen Fakultät der Ludwig-Maximilians-Universität München sowie dem Max-Planck-Institut für Psychiatrie (Deutsche Forschungsanstalt für Psychiatrie). Vom Jahre 1984 an wird in diesem Kreis auch die Psychiatrie des Kindes- und Jugendalters durch eine Institution – den an der Universität München endlich errichteten Lehrstuhl für Kinder- und Jugendpsychiatrie – vertreten sein.

Das erste „Münchener Nervenärztliche Kolloquium" fand am 24. November 1971 statt. Die Herren Stochdorph, Kazner und Mende – ein Neuropathologe, ein Neurochirurg und ein vor allem auf dem Gebiet der Forensischen Psychiatrie tätiger Psychiater – hielten im alten Hörsaal der Münchener Nervenklinik in der Nußbaumstraße Vorträge über das Thema „Schädelhirntrauma".

Der Anstoß zur Durchführung regelmäßiger Nervenärztlicher Kolloquien war 1971 vom Neurochirurgen F. Marguth ausgegangen. Der angestrebte Gedankenaustausch zwischen Nervenärzten aller Fachdisziplinen, zwischen niedergelassenen Nervenärzten und Kliniken, zwischen Wissenschaft und Praxis sollte an eine alte Münchener Tradition anknüpfen und sie wieder beleben. Solche Kolloquien hatte E. Kraepelin nämlich schon 1905 ins Leben gerufen. Er hatte immer während der Semestermonate an jedem Mittwochabend seine Vorlesung *„Klinische Besprechungen für Fortgeschrittene",* in der er schwierige, problematische Krankheitsfälle vorstellte und besprach. Zuhörer waren die Assistenten der Nervenklinik und andere Ärzte aus der Stadt München – nur wenige Studenten nahmen teil. Von einem dieser Studenten gibt es einen anschaulichen Bericht über die Kraepelinsche Mittwochabend-Besprechung. Dieser Student nahm zu Beginn der 20er Jahre selbst recht aktiv an diesen „Klinischen Besprechungen für Fortgeschrittene" teil. Obwohl – wie er selbst berichtet – das Mittwochabend-Kolloquium im allgemeinen zu hoch für Studenten war, tat unser Student so, als ob er „bereits etwas von Psychiatrie verstünde" und meldete sich zum Praktizieren. Da immer nur sehr wenige Studenten anwesend waren, hatte er wohl mehrfach Gelegenheit, „wohl oder übel dem großen Manne Rede und Antwort zu stehen". Dieser Student hieß Kurt Kolle.

Die von Kraepelin geschaffene Einrichtung führte Bumke nach 1924 in anderer Form fort. Er las – auch am Mittwochabend – eine *„Besprechung Neurologischer Krankheitsfälle",* die allerdings ausdrücklich für „Studierende und Ärzte" angekündigt wurde; sie fand bis in den Krieg hinein statt. In und nach dem Krieg mußten sich Bumke und Stertz auf die Hauptvorlesungen beschränken. Erst Jahre später gab es dann wieder eine Sondervorlesung für „ältere Studierende und Ärzte": Kolles und Bodechtels „Neurologische Demonstrationen" –

bis in die heutigen Tage hinein für viele Münchener Nervenärzte immer noch ein unerschöpflicher Fundus der Erinnerungen an eindrucksvolle Krankheitsbilder und an originelle Anekdoten um zwei einprägsame klinische Lehrer.

Doch als Kolle und Bodechtel diese Sondervorlesungen im Sommersemester 1954 begannen, war die Tradition der „Mittwochsgesellschaft" an sich schon längst wieder aufgelebt. Es waren die älteren Assistenten und Oberärzte der Klinik, die seit 1952 ein- bis zweimal im Monat am Mittwochabend in der Bibliothek der Klinik zusammentrafen: Die Initiatoren dieser „Mittwochsgesellschaft" waren P. Matussek, H. Stolze und Meinertz; ab 1954 gehörte J.-E. Meyer zu diesem Kreis. Später tauchen unter den Namen der Mitverantwortlichen die Namen von H. Lauter und H. Bieber auf. Von 1959 an war für die Programme und die Einladungen J. Kugler verantwortlich, der dann ab 1971 diese Aufgabe auch für die „Nervenärztlichen Kolloquien" übernahm.

Die „Mittwochabende" Kraepelins wandelten sich im Laufe der Jahrzehnte zur „Mittwochsgesellschaft" der 50er und 60er Jahre — jetzt wird diese Tradition seit 1971 als das immer an einem Mittwoch stattfindende „Münchener Nervenärztliche Kolloquium" fortgesetzt.

G. Nissen, C. Eggers, J. Martinius
Kinder- und jugendpsychiatrische Pharmakotherapie in Klinik und Praxis
1984. 10 Abbildungen. XII, 370 Seiten
DM 38,-. ISBN 3-540-12520-5

E. Kraepelin
Lebenserinnerungen
Herausgeber: H. Hippius, G. Peters, D. Ploog
Unter Mitarbeit von P. Hoff, A. Kreuter
1983. XIII, 290 Seiten
Gebunden DM 39,-. ISBN 3-540-12513-2

M. Müller
Erinnerungen
Erlebte Psychiatriegeschichte, 1920–1960
1982. VIII, 504 Seiten
Gebunden DM 92,-. ISBN 3-540-11293-6

H. Prinzhorn
Bildnerei der Geisteskranken
Ein Beitrag zur Psychologie und Psychopathologie der Gestaltung
Mit einem Geleitwort von W. v. Baeyer
3. Auflage. 1983. 187, zum Teil farbige Abbildungen, 20 Tafeln. XII, 361 Seiten
Gebunden DM 90,-. ISBN 3-540-12964-2

P.-C. Racamier
Die Schizophrenen
Eine psychoanalytische Interpretation
Übersetzt aus dem Französischen von M.-H. Müller
1982. X, 146 Seiten
DM 34,-. ISBN 3-540-11508-0

H. Tellenbach
Melancholie
Problemgeschichte Endogenität Typologie Pathogenese Klinik
Mit einem Geleitwort von V. E. Freiherr von Gebsattel
4., erweiterte Auflage, mit einem Exkurs in die manisch-melancholische Region.
1983. XVIII, 251 Seiten
Gebunden DM 72,-. ISBN 3-540-11255-3

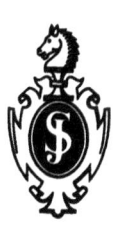

Springer-Verlag
Berlin
Heidelberg
New York
Tokyo

Monographien aus dem Gesamtgebiete der Psychiatrie

Herausgeber: H. Hippius, W. Janzarik, C. Müller

Band 35
A. Wille
Die Enkopresis im Kindes- und Jugendalter
Mit einem Geleitwort von R. J. Corboz
1984. 2 Abbildungen, 54 Tabellen. XI, 142 Seiten
Gebunden DM 82,-. ISBN 3-540-12966-9

Band 34
W. Mombour
Psychiatrische Aus- und Weiterbildung
Ein Vergleich zwischen 10 Ländern mit Schlußfolgerungen für die Bundesrepublik Deutschland
1983. IX, 181 Seiten
Gebunden DM 88,-. ISBN 3-540-12965-0

Band 33
D. Hell
Ehen depressiver und schizophrener Menschen
Eine vergleichende Studie an 103 Kranken und ihren Ehepartnern
Mit einem Geleitwort von K. Ernst
1982. 15 Abbildungen, 26 Tabellen. VIII, 133 Seiten
Gebunden DM 68,-. ISBN 3-540-11775-X

Band 32
B. Bron
Drogenabhängigkeit und Psychose
Psychotische Zustandsbilder bei jugendlichen Drogenkonsumenten
1982. 1 Abbildung, 70 Tabellen. X, 212 Seiten
Gebunden DM 88,-. ISBN 3-540-11714-8

Band 31
A. Czernik
Zur Psychophysiologie und Neuroendokrinologie von Depressionen
1982. 44 Abbildungen. VI, 203 Seiten
Gebunden DM 94,-. ISBN 3-540-11246-4

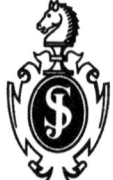

Springer-Verlag
Berlin
Heidelberg
New York
Tokyo

Band 30
M. v. Rad
Alexithymie
Empirische Untersuchungen zur Diagnostik und Therapie psychosomatisch Kranker
Unter Mitarbeit zahlreicher Fachwissenschaftler
1983. 5 Abbildungen, 47 Tabellen. XI, 184 Seiten
Gebunden DM 88,-. ISBN 3-540-12141-2

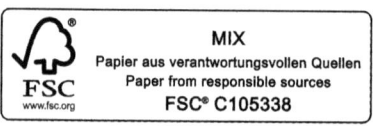

If you have any concerns about our products,
you can contact us on
ProductSafety@springernature.com

In case Publisher is established outside the EU,
the EU authorized representative is:
**Springer Nature Customer Service Center GmbH
Europaplatz 3, 69115 Heidelberg, Germany**

Printed by Libri Plureos GmbH
in Hamburg, Germany